慢性病は自分で治す、回復する！

だるさ・凝り・むくみ・痛みを克服する3か月プログラム

CD付

上ヶ島 敦 著

セルバ出版

はじめに

　慢性病を克服するには、いろんな要素が必要になります。
　①バランスの取れた食事、②十分な睡眠と休息、③正しい姿勢や適度な運動、そして④考え方やストレスも影響します。どれがかけても健康とはいえません。もちろん、それだけでは、どうにもならないものもあります。薬が必要な場合も当然あります。
　しかし、長い間、同じような辛い症状が続いている、治療しているのに一向に良くなってくれない。そのような辛い状態が繰り返されるというのは、問題が解決していないと言うことです。それは、とても苦しいことですよね。けれど、自分で治せるならば、どうしますか？
　「こんなに長く苦しんでいるのに、いろいろ試してみて効かなかったのに自分で治せるなんて」
　半信半疑になりますよね。当然のことでしょう。あなたは、ずっと苦しさと付き合ってきたのですから。
　しかし、それは、先入観かもしれません。「自分で治せることもある！」と、今こそ先入観を捨てて、始めてみましょう。多くの場合は、症状がよくなり、毎日の生活が楽になります。それは、①バランスの取れた食事、②十分な睡眠と休息、③正しい姿勢や適度な運動、そして④考え方やストレスを上手に対処できるようになること。　それだけで治ってしまうものも決して少なくありません。完治までしなくても、多くの場合、症状がよくなり、生活が楽になります。
　自分の状態をしっかり観察していれば、何が悪い原因であったのか、何がよい結果に繋がったのかがわかってきます。悪い原因をなるべく減らして、良くするものを増やしてやれば、今よりもっと快適になるということです。とっても当たり前のことです。とっても簡単なことなのです。でもこれがなかなかできないのです。
　人間には、46億年という長い時間をかけて培ってきた自然治癒力があるのです。自分の身体は、自分の治し方を知っているのです。
　私は、筋反射テストという検査法を用いて治療をしています。筋反射テス

トを通して、患者さんの身体に治し方を教えてもらっているのです。あなただって、自分の感覚に敏感になっていれば、筋反射テストを使わなくても感じ取れるものなのです。自分の身体は知っているのですから。
　「それはわかったけれど、どうにもならないからこんなに辛いんだよ」と思っている人も少なくないでしょう。確かにそうです。確かに、自分でやろうとすると、途中で挫折してしまう人が多いのです。例えば「自分でヨガをやろう！」と決めて、たった一人自宅で始めるのと、ヨガ教室に通ったのとでは、どちらが続けられると思いますか？　たいていの人は、教室へ通うほうが長く続けられるでしょう。
　教室は、毎週毎月通う日が決まっています。続けていると、そのうちに通うことが当たり前になっていきます。通うこと、ヨガを行うことが当たり前になっていきます。そして、それは、やがて「習慣化」されるから続けていけるのです。それに、講師や新しく知り会ったメンバーが励ましや評価をしてくれるのも、続ける秘訣の一つかもしれませんね。
　では、本書の「ＣＤを聞く」というのはどうでしょうか。何となく続けられそうなイメージが湧きませんか？　そのＣＤの中に続けられる秘密が隠されていれば、きっと楽に続けられるでしょう。
　続けていれば、やがて習慣になります。習慣になれば、何も努力はいりません。そのまま続けていけるのです。きれいな姿勢が習慣になれば、それは無理に姿勢をつくっているのではなく、きれいな姿勢が本来のあなたの姿勢になるのです。あなたの望むような考え方が習慣になれば、それがあなたの性格になるのです。ストレスへの対処の仕方が習慣になれば、ストレスに強いというあなたの体質になるのです。　慢性的な身体の不調を克服するためには、ストレスに強い体質や健康的な生活が必要です。そのためには、「毎日このＣＤ聴く」ことが必要です。始めのうちは「努力」も必要です。毎日聴くという努力です。
　１日目、２日目、３日目と聴いているうちに……そうです、習慣化されるのです。
　もしも、あなたが途中でくじけてしまっても、自分を責めないでください。私は、あなたを決して見放しません。いつまででも待っています。あなたは、

もう、はじめの一歩を踏み出しているのですから。いつかまた始めればいいのです。始めてチャレンジしたときよりも、もっと簡単に続けられるようになっているはずです。
　少しずつ身についてきた習慣に気づき、驚くかもしれません。必ずいつの日か、あなたはあなたの理想の習慣を身につけているでしょう。
　準備はいいですか？
　さあ、始めましょう。
　きょうが、あなた本来の姿を取り戻す記念すべき「はじめの一歩」です。

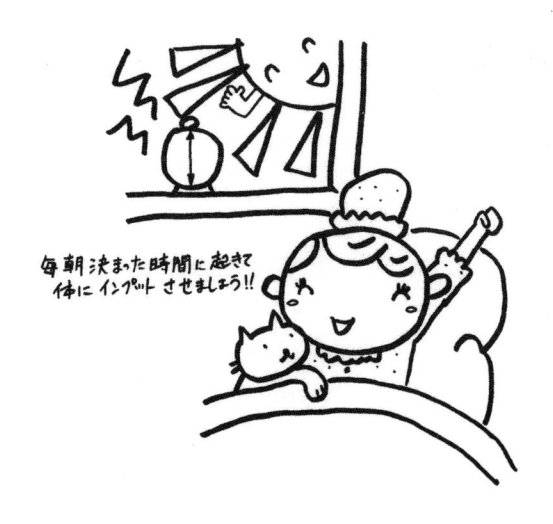

2016年2月

上ヶ島　敦

慢性病は自分で治す、回復する！
－だるさ・凝り・むくみ・痛みを克服する３か月プログラム－　目次

はじめに

プロローグ・10

第１週
　(1)　第１日目・「始める」ということの大切さ・13
　(2)　第２日目・①　症状の確認・16
　　　　　　　　②　生命力・18
　　　　　　　　③　続けることが嫌になってきたときのために・19
　(3)　第３日目・チャートを活用してテーマについて目標を立てる・21
　(4)　第４日目・健康はバランスが大事・22
　(5)　第５日目・「ありがとう」は最高の自己暗示・25
　(6)　第６日目・健康への扉・27
　(7)　第７日目・あなたが本当に求めているもの・29

第２週
　(1)　第１日目・慢性症状は生活習慣から・32
　(2)　第２日目以降・できることを考える・34

第３週
　(1)　人は経験し成長するために生まれてきた・37

(2) 納得のいく人生を送るには・38

第4週
  (1) 私の原点・41
  (2) 幸せは相対的なもの・42

第5週
  東洋医学・45

第6週
  (1) 人間の英知・49
  (2) 結果で判断・50

第7週
  (1) 症状・53
  (2) 自分の取扱説明書をつくる・54
  (3) 症状を分析する・55

第8週
  生活習慣病・59

第9週
  (1) 「正しい」ことより「いい結果」・63

(2)　運命・64

第 10 週
　風邪・67

第 11 週
　(1)　ストレススタミナ・70
　(2)　健康の価値・71

第 12 週
　「努力すること」より「努力する人」・74

症状別対策法
　(1)　チェックリスト・チェックグラフ・77
　(2)　眠れない・82
　(3)　体がだるい・89
　(4)　肩首のコリ・94
　(5)　肩コリ解消ストレッチ・97
　(6)　肩コリ解消運動法・99
　(7)　肩の力の抜き方・100
　(8)　肩コリのツボ刺激・101
　(9)　正しい姿勢のつくり方・102
　(10)　眼精疲労のツボ刺激・104

⑾　自律訓練法・105

⑿　冷え性対策・107

⒀　温める・109

⒁　疲労回復・110

⒂　体力づくり・112

⒃　慢性頭痛・113

⒄　慢性便秘・117

⒅　むくみ解消法・120

最後までやり遂げたあなたへ・122

おわりに・124

ＣＤを使用する前にお読みください・126

プロローグ

　私は、札幌で治療院を開業して既に29年になる。29年間、様々な患者さんを診てきた。
　治すことが仕事。だから、治すことだけに一生懸命になっていた。
　この仕事は、私の天職だと思っている。仕事自体が面白かったし、十分にやりがいもあった。
　確かに、治すことはできる。しかし、治すことだけで終わりなのかと、ふと疑問も湧く。
　「身体は治った。しかし、この患者さんは幸せになっているのだろうか」と。
　これまで出会った患者さんを思い浮かべると、体が治ったことで辛い状況を乗り越え、人生が変わった患者さんも大勢いる。けれども、変わっていない患者さんも多い。
　ある程度よくなると治療をやめてしまう。日常困らない程度になると、もうよいと思ってしまう。私自身も、身体のことに関して「ある程度」にしがちなので、あまり他人のことは言えない。「まぁそんなものだ」と思ってやってきた。
　ところが、完全に治るまで通ってくれたはずの患者さんも、何年か経ってまた同じ症状でやってきたりする。確かに、身体は治ったはずなのに…。
　患者さんは、気づいていないのかもしれない。普段の生活が身体の状態と密接なかかわりがあることを。基本的な生活パターンが変わらないと、そのうちまた同じ状況がやってくる。身体を治す。再び発症する。そしてまた治す。
　このままでよいのだろうか。

　私がこの道を志し、柔道整復専門学校へ入学した際に、自己紹介で話した言葉は今でも覚えている。
　「誰にも治せないような人たちを治してあげたい。仮に私に治せるだけの

力がなかったとしても、患者さんに希望を持ってもらえるような、そんな治療家になりたい」

　この言葉は私の原点である。

　日々の業務に加え、役員活動や会合などこれまでの人生、時間に追われ目の前のことで精一杯な日々を過ごしてきた。

　私は、治療家としての原点を忘れている時期があった。それでも患者さんの症状を治すことはできた。それなりの自負もあった。プライドを持って仕事ができることに喜びも感じていた。

　しかし、50歳を超えて、いろいろと考えるようになると、何かが不足しているような気がしてきた。

「私の原点」が満足していない。

　私は、何のためにこの仕事を始めたのだろうか。

「人の人生を変えてしまうような仕事。こんな仕事があるのなら何がなんでもやってみたい」そう思って始めたはず。「人の人生を変えてしまうような仕事」がしたいはず。そういう仕事ができているだろうか？　そう自分に問いただしたとき、自分のやるべき姿が明確になってきた。

　身体が思うようにならなくて、仕事も家事もできない、上手くいかない。行き詰ってどうにもできない毎日を送っている人たちがいる。

「こんなはずではなかったのに」そう思いつつも、自分の人生を諦めてしまっている人たちもいる。

　そういう人たちに、もう一度頑張れる人生を歩いてもらいたい。自分の意志で自分の人生をつくってもらいたい。そのための治療をしたい。

「自分の意志で自分の人生を歩いてきた！」「私は確かに私の選んだ人生を歩いてきた！」そう思える一生であってもらいたい。そう切に思う。

　私は、この仕事が天職だと思ってきた。この29年間、興味が尽きることがなかった。その上、楽しんで仕事ができるなんて日本中を探してもほんの一握りではないだろうか。私は、その中に入っている。まさしく天職である。

　そして、これは、私の人生に与えられた使命でもあるのだろう。その使命

は私の原点。そう、この仕事を始めたいと思ったときの情熱。だからこそ、今、またこの原点に戻ろうと考えると、昔の情熱がよみがえってくる。この情熱こそが「天職の天職たる所以」なのだろう。そう信じて本書をあなたに贈りたいと思う。どうかこの本があなたのお役に立ってもらえますように。

　途中でくじけても、失敗してもいい。また始めればいいから。物事なんて予定どおりに進まないもの、そう思ってまた始めてほしい。やり直しは何度でも、何度でもできるから。
　あなたが本来の姿であなたの人生を歩めるように本書を贈ります。

　もしも、あなたのお役立てたら、同じように苦しんでいる仲間に譲ってあげてください。その人は、この本が買えないかもしれません。その人は、何も信じられなくなっているかもしれません。
　でも、あなたがあげれば、買わなくてもチャレンジすることができます。あなたの変化を見ていれば、信じることもできるかもしれません。何よりもあなたの情熱が、その人を動かすことになるでしょう。その人があなたの変化を見て、「よし、自分もやってみよう！」と思ってもらえるように、希望を与えられる人になってください。それは、あなたにしかできないことですから。
　もしかしたら、それが、あなたに与えられた「使命」なのかもしれません。そのために、今まで苦しんできたのかもしれません。同じように苦しんでいる仲間に希望を与えるためには、あなたも苦しんで、そこから立ち上がる姿を見せることが必要だったのかもしれません。あなたが、その人の「希望」になってあげてください。そのための努力を見せてあげてください。
　そして、機会があったら、ぜひ一度お会いしましょう。この３か月プログラムを卒業した人たちが集まって「卒業式」を迎えられるように。あなたのお友達と一緒に…。

■第1週

(1) 第1日目・「始める」ということの大切さ

　迷っているだけでは何も変わりません。変わるためには、まず「始める」ということがとても大切です。第一歩を踏み出さなければ、何も変わらないのですから。今、本書を読んでいるということは、あなたはその「第一歩」を踏み出したということです。これはとても重要です。
　あなたは、自分の目標を手帳や紙に書いてみたことはありますか？
　ある調査によると、自分の目標を紙に書き出す人は3％にも満たないそうです。多くの人が目標を持てず、慌ただしい毎日に流され続けているのかもしれませんね。
　あなたが流されない毎日を過ごすためにも、このプログラムの目標を自分の文字で書いてみましょう。
　このプログラムを行う私の目標は、
『　　　　　　　　　　　　　　　　　　　　　　　　　　　』
です。
　あなたが今、目標を紙に書いたという行動。それはとても重要な意味があります。あなたは、決意を持ち、人生を歩んでいる3％の中に仲間入りを果たしたということなのです。
　「何となくペンを握っただけだもの。読んだものをそのまま書いただけだもの」と思うかもしれません。
　思うだけでページを閉じてしまうことはせずに、あなたは書くという行動を選択しました。その選択が「行動を起こした」ということなのです。
　実は、行動を起こすということは、何かを始める上での第一難関なのです。本書を読んだ人の中にも、きっと「書く」という行動を起こさなかった人もいるはずです。でも、あなたは、「書く」という行動を起こしたのです。
　「書く」という行動を起こしたあなたは、「始める」ということの大切さを

身体のどこかで共感したのです。
　あなたは、確実に「はじめの一歩」を歩み出しましたね。
　では、その目標が達成されたらどうなるのかを想像してみましょう。そして、目標を達成した「未来の私」に対して、手紙を書いてみましょう。

健康を手に入れた私へ

```
┌─────────────────────────────────────────┐
│                                         │
│                                         │
│                                         │
│                                         │
│                                         │
│                                         │
│                                         │
└─────────────────────────────────────────┘
```

　未来のあなたは、どんな生活をしていましたか？
　希望に満ち溢れていましたか？
　いきいきと人生を楽しんでいましたか？

　このプログラムでは、毎日ＣＤを聞いて貰います。
　あなたが次に起こす行動は、ＣＤを聞くことになりますね。

　それでは、早速ＣＤを聞いてみましょう。
　このＣＤは、朝に聞くのが最もよいのですが、それが難しければいつでもかまいません。１日１回は聞きましょう。
　それでは、付属のＣＤをセットしましょう。
　きょうは、１番目だけを聞いてくださいね。
　まずは、腹式呼吸のレッスンです。

　ＣＤの速度が速いときは、いったん戻るか停止をして、あなたの呼吸のペー

スで行ってください。

●本日のまとめ

　1日目は、いかがでしたか？

　最後に、あなたが起こした行動や感じたこと、思ったことを書き記してみましょう。

```
※本書を読んだ　　　Ｔｅｓ・Ｎｏ　＿＿＿＿＿＿＿
※ＣＤを聞いた　　　Ｔｅｓ・Ｎｏ　＿＿＿＿＿＿＿
※感じたこと・思ったこと
　＿＿＿＿＿＿＿＿＿＿＿＿＿＿＿＿＿＿＿＿＿＿＿
　＿＿＿＿＿＿＿＿＿＿＿＿＿＿＿＿＿＿＿＿＿＿＿
　＿＿＿＿＿＿＿＿＿＿＿＿＿＿＿＿＿＿＿＿＿＿＿
　＿＿＿＿＿＿＿＿＿＿＿＿＿＿＿＿＿＿＿＿＿＿＿
```

　1日の始まりも、1日の終わりも笑顔で迎えられるとステキですね。
　きょうも、明日も、明後日も、笑顔の1日が過ごせますように。
　きょうのあなたの行動は、あなたの中の力になります。

　2日目は、あなたの症状についてお尋ねします。

　　本書には、第4週目（1か月目）までしかＣＤが付属しておりません。第5週目以降（2か月目・3か月目）の音声ＣＤをご希望の方には、無料で送付いたします。
　　「一般社団法人健康の窓口協会」のホームページからお申し込みください。
　　また、「一般社団法人健康の窓口協会」のホームページでは、音声ＣＤのダウンロードもできます。

(1)　第1日目・「始める」ということの大切さ　15

■第1週

(2) 第2日目・① 症状の確認

きょうは、もうCDを聞きましたか？
できれば、毎朝、もしくは毎晩決まった時間に聞くようにしてください。
1日のうちで、何回聞いてもかまいません。

では、次に今の自分の症状を書いてください。

●現在つらいところはどこですか？
次ページの人体図に ▨ でご記入ください。
辛い順に番号を振ってください。

●その症状についてお聞きします。
① どのような感じですか？
　・痛い・重苦しい・だるい・しびれる
　・その他（　　　　　　　）
② いつ頃からどのような経過でしたか？
詳しくお書きください。

●今までに整骨院・治療院等で治療されたことがありますか？
　ない　ある（鍼・マッサージ・カイロプラクティック・電気）

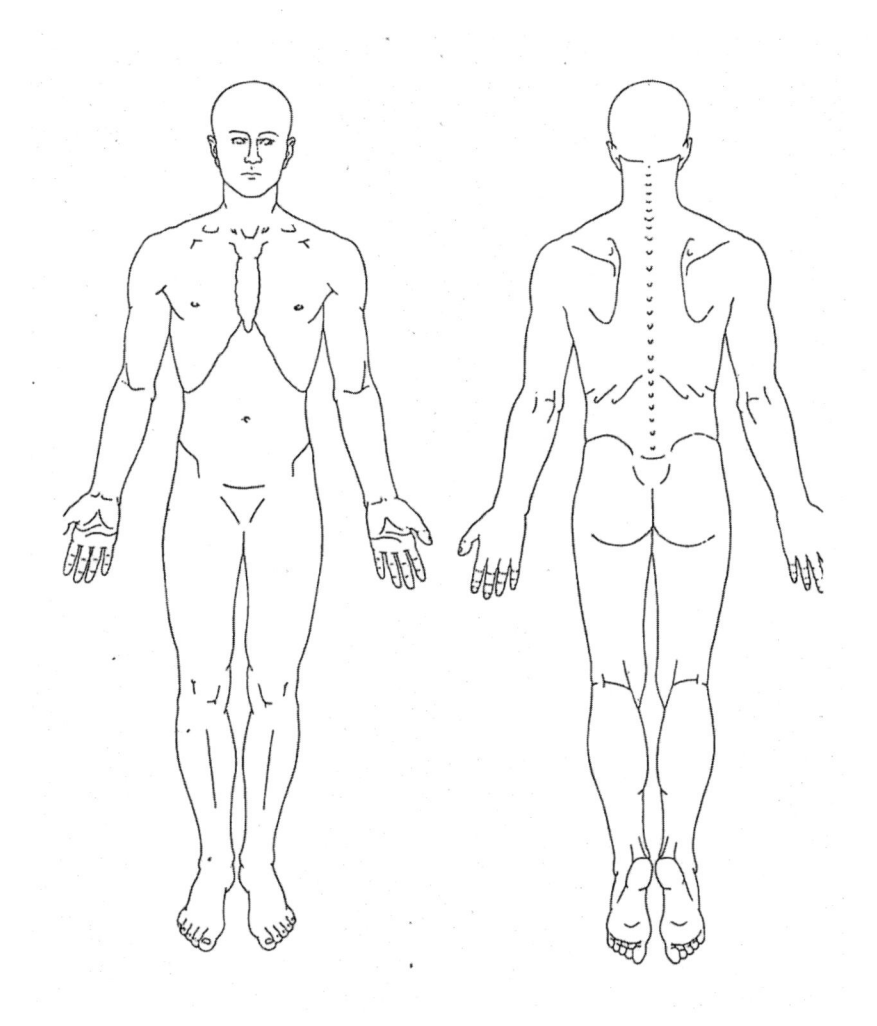

あると応えた方は、その結果はどうでしたか？
(　　　　　　　　　　　　　　　　　　　　　　　　　　　　　　)

●現在、上に書いた症状以外に気になっている症状がありましたらご記入ください。
　例）胃痛・眼精疲労・便秘・鼻づまりなど
(　　　　　　　　　　　　　　　　　　　　　　　　　　　　　　)

■第1週

⑵　第2日目・②　生命力

　あなたは、もともと「受精卵」という、たった1個の細胞から生まれてきました。たった1個の細胞から、この複雑な体すべてがつくられているのです。その1個の細胞が分裂を繰り返し、やがて小さな心臓や小さな手足へと発達し、体をつくり始めます。

　たった1個の細胞から、この体すべてをつくり上げた力強い生命力をあなたは持っているから、こうやって生まれてきたのです。

　ケガをして傷をつくっても、傷は自然に治ります。
　風邪をひいても、休んでいれば回復します。
　健康になる力は、もともとあなたの中にあるのです。

　たった1個の細胞から、あなたの体全部をつくってきた強い力があなたの中にはあるのですから。

　その力が十分に発揮できるような環境さえ整えてあげれば、それだけであなたは健康になれるのです。そのための習慣をつくることが、この3か月プログラムの目的です。
　決して難しいことではありません。本書を読むという第一歩を踏み出したあなたなら、必ずできます。

　今、本書を読んでいるというこの瞬間に、すでに健康な身体を手に入れた未来のあなたがあるのです。第一歩を踏み出したということは、続けていけば必ず「健康」というゴールにたどり着くということなのです。自信を持って続けていきましょう。

■第１週

(2) 第２日目・③ 続けることが嫌になってきたときのために

　「習慣の力」という本の著者チャールズ・デュヒッグによると、人の行動の４割は習慣で決められているそうです。いかに「よい習慣をつくるか」ということが、いかに「よい人生を歩くか」ということにつながっていきます。
　今、あなたが納得のいく人生になっていないとすれば、それはよい習慣が身についていないということです。不健康な状態だということは、健康的な習慣が身についていないということなのです。

　しかし、これまでの習慣を変えようとすると、抵抗を感じるものです。
　それは、潜在意識が今の状態を維持しようと邪魔をしてしまうからなのです。
　特に、もう少しで新しい習慣が身につく大切な時期に、より強い抵抗が出てきます。
　「続けても意味がないのかな・どうせ自分にはできないな・面倒だから休もう」という考えが出てきたら、それはあなたにとって最大のチャンスです。潜在意識が邪魔をしにきているときなのですから。
　ということは、「新しい習慣が身につく」大切な時期の真最中にあなたがいるということ。
　もう少しで身につくよい習慣、頑張ってきたあなたが身につけるよい習慣をそう簡単に手放すなんて悔しいですよね。

　だから、そうなったときに「後で抵抗が必ず出てくる。そのときに惑わされずに続ける」ということを決めておきましょう。
　抵抗が出てきたときに、惑わされずに続ける「決意」を次ページに書いておきましょう。

決意

```
┌─────────────────────────────────────┐
│                                     │
│                                     │
│                                     │
│                                     │
│                                     │
└─────────────────────────────────────┘
```

●本日のまとめ

　２日目はいかがでしたか？
　最後に、あなたが起こした行動や感じたこと思ったことを書き記してみましょう。

※ＣＤを聞いた　　　　　Ｔｅｓ・Ｎｏ _____
※症状を書いた　　　　　Ｔｅｓ・Ｎｏ _____
※メッセージを書いた　　Ｔｅｓ・Ｎｏ _____
※感じたこと・思ったこと
　_____
　_____
　_____

　ここで約束をしましょう。あなたが自信を持って続けていくことを。
　そして、自分自身に、こう伝えてください。
　「私は元気になる。この本を読んで元気になる。書くことで、さらに元気になる。明日もまたこの本を読む。そして、毎日毎日元気になっていく。
　読むたびに、書くたびに元気になっていく」
　きょうも、明日も、明後日も、笑顔の１日が過ごせますように。

　３日目は、あなたの症状を改善するために何が必要なのかを、チャートを使い探っていきます。

■第1週

⑶ 第3日目・チャートを活用してテーマについて目標を立てる

　きょうは、チャートを使って、あなたがどういう状態で、何が必要かを理解していきましょう。

　あなたの症状に従って、眠れない場合、疲れやすい場合、慢性の肩コリがある場合のチャートをやってみましょう。
　いったん対処法⑵〜⑷のチャートのページを試した後に、もう一度このページを見てください。

　さて、ご自分の状態が特定できましたか？
　では、チャートで決まった自分のテーマについて目標を立てましょう。

目標

　きょう、あなたができたことを書いておきましょう。

きょう、できたこと

■第1週

⑷ 第4日目・健康はバランスが大事

　きょうは、何曜日ですか？
　これからは、週単位で進んでいきます。その新しい単位を日曜日から始めるか、月曜日から始めるかを決めておきましょう。
　第2週目からは、その曜日からスタートします。
　第7日目が終わった後、第2週目が始まるまでは、この4日目から7日目までの好きな所を繰り返しやってみましょう。

　健康には、いろんな要素がかかわってきます。睡眠・疲労・食事・姿勢・運動・考え方・ストレス。もちろん、その人が持って生まれてきた要素も大きくかかわります。どれが大切かと言われれば、どれも大切なのです。
　では、全部を頑張らなければいけないかというと、決してそうではありません。その人によって必ず弱いところがあるはずです。その弱いところを少し頑張って、まあまあのところまで引き上げてやればいいのです。
　学校の成績で言えば、どれも合格点の70点をクリアしていればいいのです。70点を下回っている教科だけを少し頑張って70点以上にしてやれば、健康としては問題ないのです。70点以上は80点も90点も大して変わらないのです。もともと好きだったり、こだわっているものは、70点を超えている場合が多いものです。
　栄養にこだわって料理している人は、もともとそんなに栄養は偏っていないわけですから、それ以上気をつけてもあまり変わらないのです。普段から運動している人が、もっと運動に気をつけたとしても、さほど効果はないのです。
　でも、20点や30点しか取れていない科目があれば、それは不健康の一因として影響度が大きいのです。それは、努力して70点まではもっていったほうがよいでしょう。
　80点のものを90点にするには、大きな努力が必要です。でも、30点の

ものを70点にするには、それほど大きな努力は必要ありません。周りのみんながやっている程度にできればいいのですから…。

なのに、栄養にこだわっている人は、もっと栄養にこだわろうとする人が多いものです。どんなに栄養が100点満点だったとしても、睡眠や運動が20点や30点だったら、当然、健康にはなれないのです。

まずは、20点や30点のものを70点にまで引き上げてやらなければ、健康な生活なんて望めるわけがありません。極端に劣っているものを普通程度にまで持っていくことを考えましょう。

とはいっても、人間というのは、どうしてもできることや得意なことに偏ってしまいがちになる傾向があります。偏ったままにならないためには、意識して自分の苦手分野を見つけることが必要になります。

見つけた後でも、やはり得意分野に偏っているなと感じたときには、ぜひ【第1週　2日目】にあなたが記したメッセージを読み返し思い出してください。

苦手分野とは、すなわちあなたの弱点です。不健康の原因になっているものです。あなたの弱点を引き上げることが、バランスを保ち健やかな日々へと繋がっていくのです。

あなたの得意分野と苦手分野の理解を深めるためにチェックリストを使ってみましょう。

それでは、症状別対処法(1)のチェックリストのページへ移動しましょう。

あなたの苦手分野に対する目標を立てましょう

苦手分野に対する目標

きょう、あなたができたことを書いておきましょう。

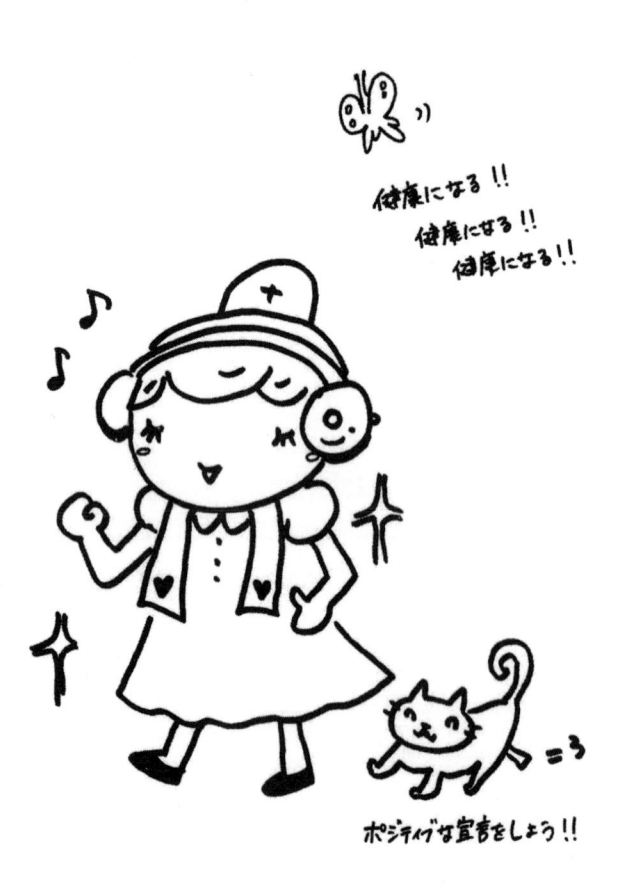

健康になる！！
健康になる！！
健康になる！！

ポジティブな宣言をしよう！！

きょう、できたこと

※書くスペースが足りなければ、専用のノートを作ってそこに書くようにしましょう。

■第1週

(5) 第5日目・「ありがとう」は最高の自己暗示

　あなたが誰かに「ありがとう」と言っている状況を想像してみてください。それは、必ずあなたが喜んでいるときですよね。思いがけず素晴らしい状況になったり、誰かが自分のために何かをしてくれたり。
　誰かのおかげではないときには、「神様ありがとう」と言ったりします。
　「ありがとう」という言葉が出るときには、必ず自分が「よかった」「幸せだ」と感じているときです。
　自分が「よかった」「幸せだ」と感じたいのなら、「ありがとう」という自己暗示をかけることで、潜在意識が「自分はラッキーだ」「幸せだ」と感じてくれます。そうすると、本当に「ラッキー」「幸せ」な状態になっていきます。

　これが信じられない人は、とくに信じる必要はありません。信じなくてもいいですから、1週間実験をしてみてください。
　まず、身近な人に「ありがとう」と言ってみてください。1日最低10回を1週間続けてみてください。必ず周りの状況が好転してきます。
　あくまで実験ですから、信じる必要はありません。誰にも会わないときには、「神様ありがとう」でもかまいません。神様の存在を信じていなくても結構です。「今までの私、頑張ってくれてありがとう」でもかまいません。
　「ありがとう」と言うことのできる相手がいればその人に。身近な人であれば最高です。とにかく試してみてください。そして、結果を確認してみてください。
　最初は、多少恥ずかしいと感じるかもしれませんが、誰にも迷惑をかけることではありません。仮に何の効果もなかったとしても、言われた相手は、嬉しいはずです。普段言わない人が突然言い出すと、「どうしたのかな？」「何かあったのかな？」と思われるかもしれませんが、そう思いながらでも嬉し

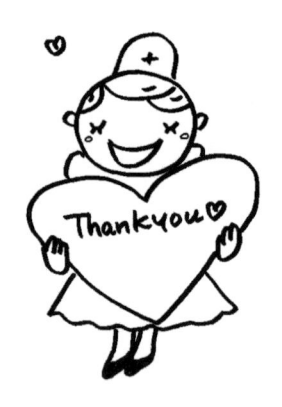

いものです。
　何も効果がなかったとしても、相手が嬉しく思ってくれたのなら、やらないよりもよいですよね。とりあえず1週間、実験してみてください。必ず効果は実感できます。

　思いつく限り感謝していることを書いてみましょう
感謝していること

　では、きょう、あなたができたことを書いておきましょう
きょう、できたこと

■第1週

(6) 第6日目・健康への扉

　健康になるための大きなポイントは、二つあります。それは、習慣とイメージの力です。それは、論理や意志の力よりもはるかに強力です。
　あなたは、こんなふうに思っていませんか。「私が、健康になれるはずがない」と。もしかしたら、「健康」ということがどういうことなのかもわからなくなっているかもしれませんね。不調なのが当たり前と思ってしまうような人生だったのかもしれませんね。
　ここで、ちょっとだけイメージを働かせてみてください。
　「そんなこと」と思わずに、少しだけ私に付き合ってください。
　はつらつとした、爽やかな体の感覚をイメージしてください。
　スキップするように歩いているところ、おなかを抱えて笑っているところ、モリモリご飯を食べているところ、あなたはどんな場面を想像したのでしょう。ポジティブなイメージを持つと、心も体もポジティブになります。
　今まであなたは、心は、自然に湧いて出てくるものだと思っていませんでしたか。コントロールできないものだと。本当は、言葉の使い方一つ、体の使い方一つで、心は大きく影響を受けるのです。姿勢や呼吸、筋肉の緊張、顔の表情などは、気分と深くかかわっています。体の使い方を変えれば、あなたの生き方も変わるのです。例えば、日常の動作をきびきびと動くだけで、心も体もポジティブになります。
　たえず不健康な症状に心を悩ませていると、心も体も不健康になってしまいます。自分自身に、「ポジティブな体になってきている」というメッセージを送ることが大切なのです。
　「健康になるんだ」という意志をしっかりと潜在意識に送るためには、毎晩眠りに落ちる前に、健康なときに楽しかったこと、よかったことを思い出すといいでしょう。
　そして、健康になったらやってみたいことをイメージの中で楽しみましょ

う。「健康を楽しむ」という感覚を感じることがとっても大切です。脳は、楽しむことで活性化するのです。脳を活性化させるということが、潜在意識にメッセージを送る上では大きなキーワードになります。

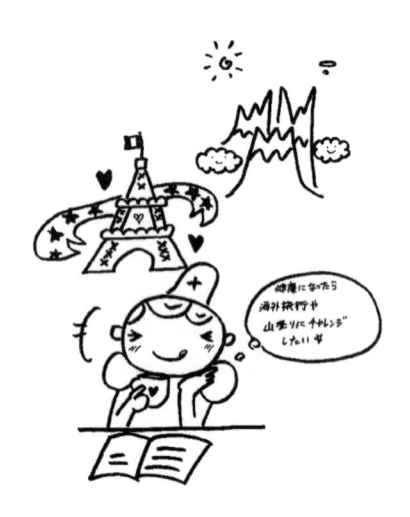

　健康のために試してみること、健康になったらやりたいことを書きましょう

健康になったらやりたいこと

では、きょう、あなたができたことを書いておきましょう。

きょう、できたこと

■第1週

(7) 第7日目・あなたが本当に求めているもの

　あなたがこの人生で、本当に求めているものは何ですか？　可能か不可能かなんて考えないでください。ただ、あなたの頭の中で考えてみるだけなのですから。誰にも話すわけではないのですから。

　あなたが求めているものは、世界を征服することですか？　世界を征服したとして、あなたがどんな感情でいることが、あなたの求めるものですか？　あなたの周りの人達が、あなたを恐れて誰も本音を言わずにあなたに従うことですか？　常に、優越感を抱いていられることですか？

　もっともっと自由な気持ちでいられたら、あなたは何を望みますか？　想像してみてください。

　周りの人達も、自然も、地球も、すべてが平和で幸せで。あなたには、何の野望もなくて。そんな世界をあなたがつくれるとしたら。

　それが、あなたが本当に求めているものではないですか？

　そのためには、どうしたらよいかを聞いてみてください。

　あなたの潜在意識に。

　潜在意識よりももっと深い宇宙の意識に。

　数千万の銀河を動かし、この地球をつくり、生命を育んでいる深い深い意識に。

　あなたがそんな気持ちになることに、何の制約もありません。

　あなたが何を考えようとも、誰も何も言うことはありません。あなたが誰にも言わなければよいのですから。

　「周りの人達も、自然も地球もすべてが平和で幸せ。そんな世界をつくるにはどうしたらよいですか？」と聞いてみてください。深い深い意識に。

　「周りの人達も、自然も地球もすべてが平和で幸せ。そんな世界をつくるにはどうしたらよいですか？」

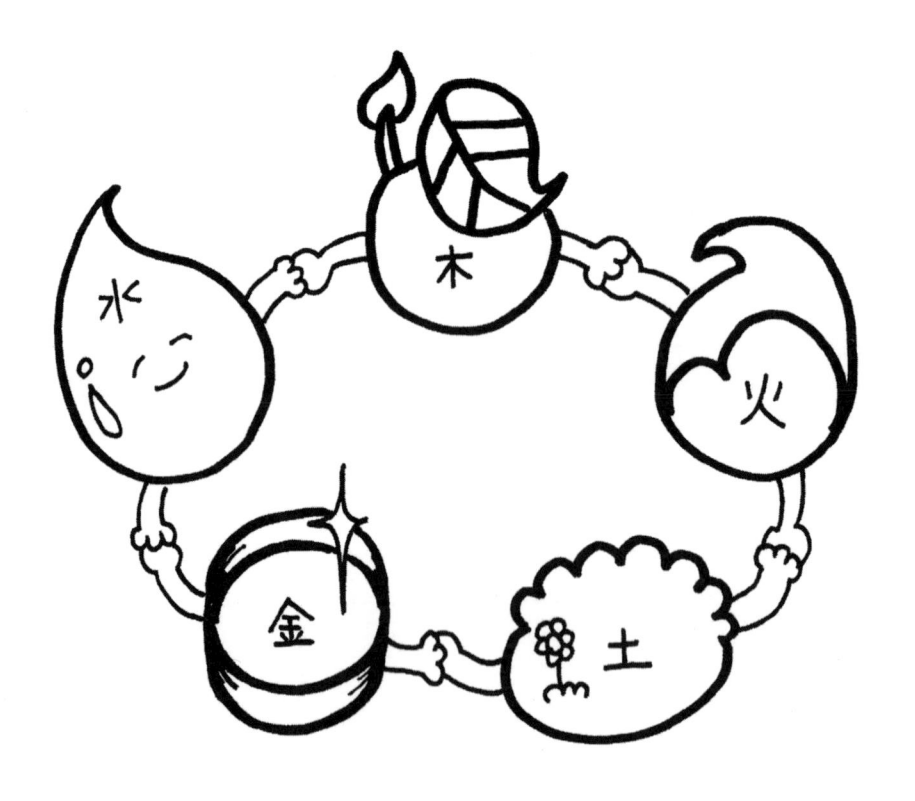

今のあなたの感情を観察してみてください。あなたの心がとっても穏やかになっていることに気づくでしょう。その感情が、あなたが本当に求めているものではないですか？

　もしそうだとしたら、あなたが本当に求めているものは、いつでも手に入れられるものだということですよね。つい先ほど手に入れることができたのですから。

　「周りの人達も、自然も地球もすべてが平和で幸せ。そんな世界をつくる

にはどうしたらよいですか？」と、宇宙の意識に聞いてみるだけです。

　あなたが穏やかな気持ちになることが、「自分に対する思いやり」です。自分を大切にするということです。

　あなたが自分を大切にすると、世の中はあなたの後に続いてきます。あなたの意識と宇宙の意識は一体のものですから。決して別けられるものではありません。

　あなたが自分を大切にするということは、みんなを大切にし、地球を大切にし、宇宙を大切にするということです。

　自分を大切にはするけど、肝臓は攻撃するということはできません。自分を大切にするということは、自分の内臓も、皮膚も、頭も、意識もすべて一体のものとして大切にするということなのです。

　ぜひ、自分を大切にしてください。

　「自分の体も、意識も、周りの人達も、自然も、地球も、宇宙も、すべてが平和で幸せ。そんな世界をつくるにはどうしたらよいですか？」と聞いてみてください。

　あなたが本当に求めていることを考えて書いてみましょう

あなたが本当に求めていること

では、きょう、あなたができたことを書いておきましょう。

きょう、できたこと

(7)　第7日目・あなたが本当に求めているもの　31

■第2週

(1) 第1日目・慢性症状は生活習慣から

今週からCDの第2週目を聞いてくださいね。

　私達は、すぐに結果が出るものを望みがちです。もちろん、そういうものもあります。でも、そうではなかったから、あなたは本書を手にしているのですよね。それならば、元から治さなければ解決にならないというのは、あなたが一番よく知っているはずです。

　元からというのは、多くの場合、生活習慣にかかわっています。あれもこれも完璧な生活習慣に変えようと思っても、そう簡単にできるものではありません。何より息が詰まってしまいます。

　重要なのは、あなたが辛いと思っているその症状に対して、何が主な原因になっているのかということです。そこに関係ない生活習慣を改善しても、症状の改善には繋がりません。症状の改善を目的とするのであれば、あなたの状態を知り、その原因と思われる部分を改善してみることです。

　いつまでもあなたの症状が治らなかったということは、いつまでも問題が解決しなかったということです。その「問題」を解決しなければ、これからも「いつまでも治らない」が続くということです。では、その「問題」を見つけるためには、どうしたらいいのでしょうか？

　それが、【第1週3日目】で行ったチャートや【第1週4日目】で行ったチェックリストです。そこで対処法を試してみてください。

　試してみた結果、どういうときに症状が強くなったのか、どういうときに症状が弱くなったのか、記録をつけるということが大切です。

　原因として思いつくものを上げていく。その一つひとつを改善してみる。その結果、症状の変化がどうだったのかを確かめてみる。改善しているようであればそのまま続け、改善していないようであれば別のアプローチをかけ

る。そうすることが効率のいい症状改善につながります。
　すぐには結果が出なくても、必ず原因は見つかります。
　一つひとつ着実にやっていきましょう。

対処法記録表

対処法記録

症状が強まる時	原因	対処法	症状が弱まる時	原因	対処法

＊感じたこと・思ったこと

3か月後に間違いなく健康になるとしたら、その日のためにきょうから何をしますか？

きょうから何をしますか

```
┌─────────────────────────────────────────────────┐
│                                                 │
│                                                 │
│                                                 │
└─────────────────────────────────────────────────┘
```

では、きょう、あなたができたことを書いておきましょう。
気がついたことは、何でも書いておきましょう。

きょう、できたこと

```
┌─────────────────────────────────────────────────┐
│                                                 │
│                                                 │
│                                                 │
└─────────────────────────────────────────────────┘
```

■第2週

(2) 第2日目以降・できることを考える

　少しでも自分を変えようと思ったら、変わっていくためにできることを考えましょう。
　できないことに焦点を合わせても何も変わりません。できることに焦点を合わせましょう。「考えてもわからない」ことは、それ以上考えない。それよりも、今できることを「やる」。それが答への近道です。
　考えるだけでは何も変わりません。現実世界の中でいろいろ体験していくことに意味があるのです。「学ぶ」ということは、そうやって実際にやってみることなのです。

あなたが何にエネルギーをかけるかで、あなたの何を育てるかが決まります。できないことにエネルギーをかければ、できないことが育っていきます。たとえ小さなことでも、今できることにエネルギーをかければ、できることが育っていくのです。

あなたは、もう忘れてしまっていますが、昔、まだ歩けない赤ちゃんだった頃があったはずです。その頃、何回も何回も転びながら、それでも歩こうとしたはずです。数え切れないくらい転んだのに、それでも立ち上がったのです。そうやって歩けるようになってきたのです。

その子によって、早い子もいれば遅い子もいます。でも、必ず歩けるようになります。「立って歩こう」という意志さえあれば、いつか必ず歩けるようになります。

でも、そのためには、体を使って歩く練習をしなければなりません。寝たまま頭の中で考えるだけでは、歩けるようにはなりません。あなたにはできるのです。できると信じて、一歩一歩進んで行けば、いつか必ずできるのです。

成功した人というのは、成功するまで頑張った人なのです。一歩一歩進んで行けば、いつか必ずゴールにたどり着くのです。早いか遅いかの違いはありますが、必ずゴールにたどり着くのです。

考えているよりも、一歩進んでみてください。今進める範囲で十分ですから。

まずは、「きょうの目標とできたこと」を書きましょう。

きょうの目標とできたことを書く　　　　　　日付

きょうの目標とできたことを書く　　　　　　日付

きょうの目標とできたことを書く　　　　　日付

きょうの目標とできたことを書く　　　　　日付

きょうの目標とできたことを書く　　　　　日付

きょうの目標とできたことを書く　　　　　日付

■第3週

(1) 人は経験し成長するために生まれてきた

　私たちは、自ら望んで両親のもとに生まれてきたのです。
　「人生という場を通して、いろんな経験をして、自分を高めていこう。人間という身体を通して、五感を通して感じ、考え、悩み、成長しよう」と決めたからこそ、生まれてきたのです。私たちの毎日は、自分で選んだ、自分をより成長させるためのレッスンです。
　生まれてからずっと今までの自分を考えてみてください。時間軸を、風景のように眺めてみてください。赤ちゃんとして生まれてから、ずっと成長し、変化し続けてきています。
　そして、今もまさに変化しています。いろんな経験をし、いろんなことに悩んで、それによって自分というものが変化し、成長してきました。
　私たちが体を持って生まれてきたということは、体を通して実際にさまざまなことを経験する必要があるからです。五感を通していろんなことを感じたいと考えたからです。
　食事をするとき、仕事のことを考えながら食べていませんか？　お風呂に入るとき、他のことを考えながら条件反射的にただ何となく入っていませんか？
　「今」を感じてください。食事をするときなら、食べているものの食感、味わいをじっくりと注意深く感じてください。楽しみながら味わうことに注意を集中してみてください。考えごとをしながら食べていると、せっかくの美味しい味も感じられません。美味しいものを食べたときには、じっくりとその味を味わうから、その美味しさに感動できるのです。
　道端の花に目が行ったとき、立ち止まってじっくりとその花を眺めるからこそ、その美しさに感動するのです。それが「今を感じる」ということです。
　お風呂につかったら、そのお湯の感覚、そのときの体の変化を感じてください。リラックスするということを思う存分味わってください。それが、「今

を感じる」ということです。

　思う存分今を感じてください。せっかく五感を授かって生まれてきたのですから。せっかく経験しようと決めて生まれてきたのですから。じっくりと味わってください。

　嫌な出来事、辛い出来事も、生まれてから今までの時間軸を眺めてみれば、いろいろあったでしょう。そういう一つひとつの出来事があって自分が変わってきた、成長してきたというのも、全体を眺めてみればわかるでしょう。嫌な出来事、辛い出来事もじっくりと味わってください。そして、成長していってください。それが目的で生まれてきたのですから。

　遊園地に入って、乗り物に乗らずに帰ってきたらもったいないでしょう。ジェットコースターもお化け屋敷も恐いけれども、でも、それを経験したいからわざわざ遠くから来て、入場券を買ってこの遊園地に入ったのですよね。何も乗らずに、ただ眺めて帰ってきたらもったいないですよね。

　ましてやあなたは、その切符を手にするために何億という精子の競争を勝ち抜いて、一番になれたからこそ生まれてきたのです。それなのに、しっかりと経験をしなかったらもったいないですよね。楽しいことも辛いことも、嬉しいことも嫌なことも、いっぱい経験してください。そして、いっぱい成長してください。

　人生を終わるときに、自ら挑戦したことで後悔をする人などいません。成功するか失敗するかではないのです。挑戦しなかったことに、みんな後悔しているのです。もし、万が一失敗したことに後悔するとしても、挑戦しなかったことに後悔するよりはましでしょう。

■第3週

(2)　納得のいく人生を送るには

　もちろん、成功することは大事なことです。でも、たとえ失敗しても、「私

はこのために精一杯やった」その思いが、納得のいく人生になるのです。

　思い出してみてください。学生の頃、部活で一生懸命練習したときのことを。青春だったなぁと懐かしく思いませんか？　たとえ、試合に負けたとしても、自分にとってよい思い出になっていませんか？　自分が情熱を傾けたものは、後悔していないでしょう？

　今だって同じです。精一杯やったことに後悔はないのです。今、あなたにできること、そこに注意を向けましょう。できないことは、どうやったってできないのですから。考えるだけ無駄です。できることに注意を向けましょう。そして、今あなたにできることをやりましょう。今のあなたにできる範囲で。それを一日一日続けること、それを精一杯やってみてください。精一杯やったら、絶対に後悔はしません。そうやって成長した姿に、あなた自身が感慨深く、懐かしく眺めることになるでしょう。　10年後のあなたを想像してみてください。10年後のあなたなら、今のあなたにどんなアドバイスをしますか？

　10年後の自分から、今のあなたへのアドバイスを書き残しておきましょう。10年後の自分になりきって、今のあなたに語りかけるように書いてください。

10年後の自分から、今のあなたへのアドバイス

きょうの目標とできたことを書く　　　　　　　　日付

(2)　納得のいく人生を送るには　　39

きょうの目標とできたことを書く　　　　　　　日付

きょうの目標とできたことを書く　　　　　　　日付

きょうの目標とできたことを書く　　　　　　　日付

きょうの目標とできたことを書く　　　　　　　日付

きょうの目標とできたことを書く　　　　　　　日付

きょうの目標とできたことを書く　　　　　　　日付

■第4週

(1) 私の原点

　私は、子供の頃からスポーツが好きでした。それが、高校時代に腰を痛めて、病院では「治るものではないから、一生うまく付き合っていきなさい」と言われ、「無茶をしていると下半身不随になるよ」と脅されました。病院からの帰り道、時間が経つにつれ、だんだんと空気が重たく感じたのを憶えています。

　大学に入って、1日に何回も脚に痺れが走るようになってきました。「下半身不随というのもそんなに遠い話ではないかもしれない」と、何となく思っていました。

　そんなとき、たまたま大学の近くの治療院の看板を見て、「治るわけないだろうけど、試すだけ試してみようかな」と思って通ってみました。回数はかかったけれど、私の腰痛は治ってしまいました。

　私の人生観は、180度変わってしまいました。「私に出来る仕事など何もない」と思っていたのが、「何でもできる」ようになってしまったのです。

　「人の人生観を変えてしまうような、こんな面白い仕事があるのなら、何が何でもやってみたい」と、そのときは単純に思いました。

　専門学校に入学したときに、自己紹介で、「今の医学では治せないような病気の人を治したい。たとえ自分に治してあげるだけの力がなかったとしても、希望を持てる人生を歩いてもらえるような、そんな治療家になりたい」と話したのを今でも憶えています。今でもこれが私の原点なのだと思います。

　そして、この原点を傍らに置きながら仕事ができるということは、自分にとって幸せなことなのだとつくづく思います。

　どういう工夫をすることで、このプログラムを最後まで続けられるか、具体的な方法を考えてみましょう。

工夫の具体的方法

■第4週

(2) 幸せは相対的なもの

　物事には、絶対的なものは存在しません。どんなにお金持ちでも、美味しいものだけ食べるということはできません。仮に美味しいものだけを食べていたとしたら、美味しいとは感じられなくなります。まずいものも食べるから、美味しいものが美味しいということに気づけるのです。
　物事は、すべて相対的です。私は、子供の頃、おかずなんてほとんど食べられないほど貧乏でした。でも、周りもみんなそうだったのです。だから、貧乏だなんて思ったことはありません。
　普段の生活でも同じです。何も楽しいことがなく、自分は不幸だと思っていても、急に戦争でも起きて、両親が亡くなり、自分も家を追われ、食べるものもなくなったら、それまで普通に暮らしていたことが何て幸せだったのかということに気づくでしょう。
　不幸があるから、幸せがわかるのです。なくなって初めてアることのありがたみがわかるのです。本当の不幸とは、何もわからずに、何も経験できずに、何も成長できずに一生を終えることです。
　私たちは、この体を通して経験をし、成長するために生まれてきたのですから、精一杯経験し、精一杯成長しましょう。いいことも、いやなことも、一杯経験して、一杯成長して、この人生を味わいつくしましょう。
　苦いものも食べて、美味しいものを味わいましょう。汚いものも見て、美

しいものに感動しましょう。雨や風を体験して、晴れの日のすばらしさを満喫しましょう。苦しい経験をして、日常にも幸せを感じられるようになりましょう。それが成長するということです。そのために生まれてきたのですから。

　さぁ、きょうも、「目標とできたこと」を書きましょう。それがあなたの成長に繋がるのですから。

きょうの目標とできたことを書く　　　　　　　　日付

きょうの目標とできたことを書く　　　　　　　　日付

きょうの目標とできたことを書く　　　　　　　　日付

きょうの目標とできたことを書く　　　　　　　　日付

きょうの目標とできたことを書く　　　　　日付

きょうの目標とできたことを書く　　　　　日付

きょうの目標とできたことを書く　　　　　日付

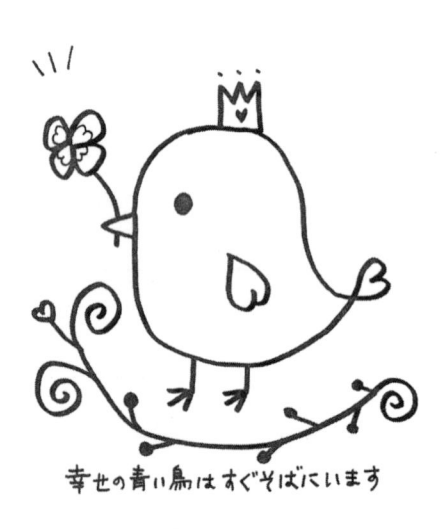

幸せの青い鳥はすぐそばにいます

■第5週

東洋医学

本書には、第4週目（1か月目）までしかＣＤが付属しておりません。第5週目以降（2か月目・3か月目）の音声ＣＤをご希望の方には無料で送付いたします。

「一般社団法人健康の窓口協会」のホームページからお申し込みください。

また、「一般社団法人健康の窓口協会」のホームページでは、音声ＣＤのダウンロードもできます。

中国で、4000年前から用いられてきた伝統的な治療法が東洋医学です。

東洋医学では、万人に当てはまる正常値という考え方はありません。人も自然の一部ですから、環境の変化と共に体も変化するのが正常と考えます。環境や年齢、体力の違いなどにより、「健康な状態」は、人それぞれ違います。メタボリックシンドロームのように、背の高い人も、背の低い人も、胴回りが85㎝を超えたら異常という考え方はありません。

東洋医学でいう健康な状態とは「氣が充実しバランスが取れた状態」のことを言います。この氣の通り道が「経絡」で、経絡上で体表に反応の現れやすい場所がツボです。

そこで、反応の現れているツボを、鍼や灸、指圧などで刺激することによって、経絡の氣の流れをよくしてやり、結果として「氣が充実しバランスの取れた状態」をつくる、即ち健康な状態に持っていくというのが東洋医学の考え方です。

東洋医学では、病気や症状を「身体全体のもの」としてとらえます。です

から、目の治療をするときに、まず肝経という経絡を調整するために足のツボを治療して、「身体全体」のバランスを整えてから目の周りを刺激します。
　胃腸の治療をするのに足のツボを使ったり、手首に鍼を打ったら肩が動くようになったりというのも、体全体としてみているからなのです。

　経絡は、体の内側の「臓腑」と体の外側とをつないでいます。ですから、臓腑の働きが悪くなると、経絡上のツボに反応点として現れます。そして、そのツボに鍼を打つことにより、氣の流れを調節し、臓腑の働きを改善することができるのです。これが、鍼治療です。
　東洋医学では、人間は小宇宙と考えます。宇宙の法則は、そのまま人間にも当てはまります。というより、宇宙の法則の中で命が生まれ、地球も、自然も生まれ、その延長線上に人間があり、われわれが生きているわけです。
　人間が特別なわけでもなく、人間が宇宙をつくっているわけでもなく、人間が自然と無関係に生きていけるわけでもないのです。
　人間は、物をつくり、環境を変え、何でもできると錯覚しがちですが、宇宙の法則の中でしか物を創れませんし、その中でしか環境を変えることはできません。結局は、宇宙の法則の中で、自然の環境の中で生かされているのです。
　人間は、どこまでいっても自然という環境の中で生活し、生かされているのだということを頭の片隅に入れながら、文明の便利さを享受し、豊かな人生を楽しみましょう。そして、たった1個の細胞から、この体全部をつくり上げてきた生命力を誰でも持っているのだということをしっかりと信じて、健康で充実した人生を目指しましょう。

　さぁ、きょうも、「目標とできたこと」を書いて、健康で充実した人生にまた一歩近づきましょう。

きょうの目標とできたことを書く　　　　日付

きょうの目標とできたことを書く　　　　日付

きょうの目標とできたことを書く　　　　日付

きょうの目標とできたことを書く　　　　日付

きょうの目標とできたことを書く　　　　日付

きょうの目標とできたことを書く　　　　　　日付

きょうの目標とできたことを書く　　　　　　日付

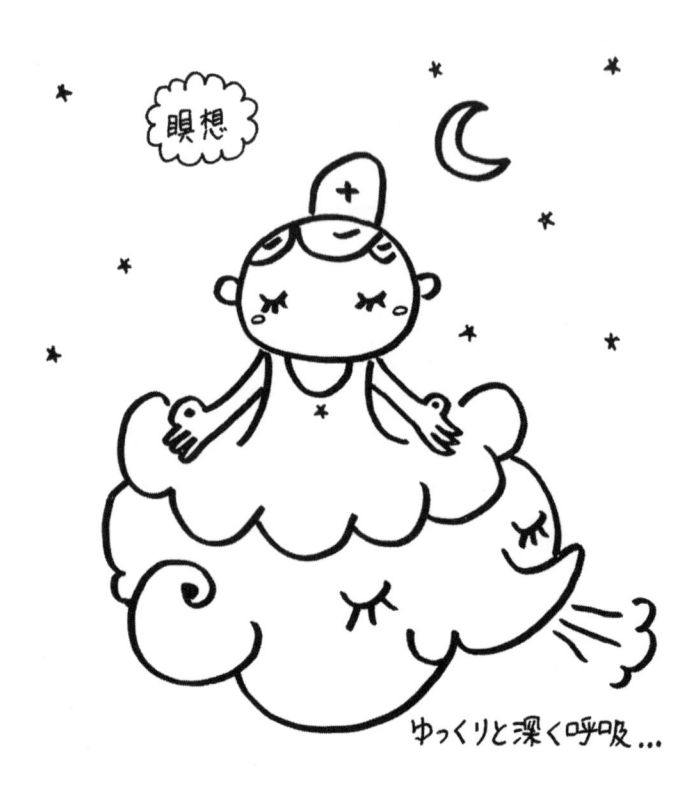

瞑想

ゆっくりと深く呼吸...

■第6週

(1) 人間の英知

　これだけ科学が進歩して、何でもわかっているような気がしても、実は体のことってそんなにわかっていません。ですから、常識もその時々で変わっていくし、ブームもどんどん過ぎてはまた新しいブームが起きてくるのです。
　一方で、よいと言われていることが、他方では、悪いと言われているようなことも少なくありません。「牛乳は体によい」と言っている人もいれば、「牛乳は体に悪い」と言っている人もいます。結局、そんなにわかっていないということです。
　私たちが判断することは、そのわかっていない情報を根拠にして判断しているということです。でも、人間は、何百万年も生き抜いてきました。人間に進化する以前から考えれば、何十億年も生き抜いてきたのです。
　人間には、その何十億年の英知が備わっているのです。生まれながらにして…。それってすごいことだと思いませんか？　その何十億年の英知を使わない手はないですよね。
　薬にしても、自然の中から効果のあるものを探してきたり、ロボット工学にしても、生物をモデルにしてつくったりして、いろんな形でその英知を利用しようとしています。私の使っている筋反射テストも、その英知を利用する一つの手段です。
　でも、もっと簡単に、誰でも使える生命の英知があります。それは、あなたの本能です。人間は、もともと自然の中で生きてきました。何も教わらなくても、本能で生き抜いてきたのです。
　水分が足りなくなれば、のどが渇いて水が飲みたくなります。どこか悪いところがあれば、症状という形で教えてくれます。合っている処置をすれば、症状が軽くなって楽になります。合っていなければ、楽になりません。
　みなさんが、何十億年も培ってきた英知を、たかだか数千年でつくられた科学や常識で捨ててしまうのは、もったいないと思いませんか？

■第6週

(2) 結果で判断

　体の状態が悪ければ、治療というのも当然考えたほうが効率よく良い状態に持っていけます。自分でできることだけでは限界がありますから…。

　そのときには、自分の病状によって病院を選ぶか治療院を選ぶかを考える必要があります。大雑把に言って、感染症には西洋医学が強いと考えてよいでしょう。また、命の危険のあるものは、まず西洋医学で対処することが必要でしょう。

　そういったものではなく、慢性的な疾患については、西洋医学よりも東洋医学のほうが効果が期待できることが多いと思います。

　ただ、西洋医学の場合には、症状と検査によって、一定のルールで診断されるので、診る先生によって診断結果が違うということはあまりありません。

　しかし、東洋医学の場合には、五感を通して感じ取る診断法が主流のため、診る先生によって見立てが全然違ってきます。流派によっても、まるで考え方が異なってしまいます。そのため、先生によって、治療の仕方も、治り方も大きく違ってきます。この点が、再現性がないと言われ、非科学的だと言われる部分でもあります。これこそが、社会に受け入れられにくい一番の原因なのでしょう。

　もっとも、職人技と呼ばれるものは、すべて再現性がないものなのです。熟練した職人にしかできないからこそ職人技なのです。

　「鍼治療」は、まさしく職人技です。覚えたての学生には、再現できなくて当然なのです。実際に、西洋医学では治らないと諦められているような人たちも、「鍼治療」では治っていることが決して珍しくありません。

　ですから、慢性的な疾患や不定愁訴といった西洋医学で不得意なものには、東洋医学的な治療法を試してみることをおすすめします。その際に、ぜひと

も考えておいていただきたいことが一つあります。それは「結果で判断する」ということです。

　私も東洋医学を中心にした治療をしていますので、まず患者さんの症状や病歴を聞いて検査をします。それで、どういう体の状態になっているかを判断して治療をします。その段階では、私の判断は仮説です。その治療の結果、良くなっていればその仮説は正しかったと判断して、その方針で治療を進めていきます。治療の結果が良くなければ、仮説は間違っていたと判断して、新たな仮説を立ててアプローチしていきます。

　治療の方針が正しかったかどうかという判断の一番の決め手は、患者さんの症状の変化です。患者さんの症状の変化は、患者さん自身が一番よくわかるはずです。ですから、患者さん自身で判断するのが一番正しいのです。

　つまり、治療の結果良くなっていれば、その治療は合っていると考えてよいし、治療の結果が良くなっていなければ、その治療は自分には合っていないと考えたほうがよいのです。

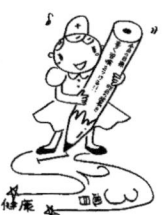

きょうの目標とできたことを書く　　　　　　　　日付

きょうの目標とできたことを書く　　　　　　　　日付

(2) 結果で判断

きょうの目標とできたことを書く　　　　　日付

きょうの目標とできたことを書く　　　　　日付

きょうの目標とできたことを書く　　　　　日付

きょうの目標とできたことを書く　　　　　日付

きょうの目標とできたことを書く　　　　　日付

■第7週

(1) 症状

　症状には、「警告」という意味合いがあります。映画「ランボー」のように、痛みをコントロールできたり、感じなくできたりというのは、「最強」というイメージがありますが、決してそうではありません。必要があるから、痛みも感じるのです。

　例えば、先天的に痛みを感じない「先天性無痛症」という病気があります。小さい子供の頃には何もわかりませんから、スーパーマンの真似をして2階から飛び降りたりします。当然、骨折するのですが、痛くないので骨折したまま歩き出したりすることもあります。折れた骨が突き出ていても、歩いているのです。病気になってどこかが悪くても、よっぽどひどくなってまともに歩けなくなるまで気がつきません。したがって、大抵は子供の頃に命を落としてしまいます。

　人間は、痛みを感じることによって、危ない行動を回避することを学んでいきます。そして、今、状態が悪いということに気づけるのです。

　痛みは、「警報器」なのです。警報器が鳴るということは、どこかに問題があるということなのです。その問題を放っておいて、痛みだけを止めてしまうということは、どこかで煙が出ているのに、放っておいて、火災報知機を止めてしまうようなものです。当然、小さかった火は、だんだんと大きくなっていきます。それでよいはずはないですよね。

　体は、「今、体のどこかに問題があるよ」「今の生活パターンでは身体が持たないよ」「このままだと大変なことになってしまうよ」ということを教えてくれているのです。

　自分のおかれた状況を考えれば、痛みを止めるということが必要なときも当然あります。ですから、痛みを止めるというメリットと、クスリの副作用のデメリットを秤にかけて決めるということが本当は必要です。その上で、

何がその痛みを起こす原因なのかということを考えておく必要があるのです。そうやって痛み止めを飲むのでしたら、私は大賛成です。
　でも、ほとんどの人がやっていないというのが現実です。痛いから痛み止めを飲む。それでは痛みの原因となっているものが治りません。頻繁に飲んでいれば、薬の効き目も弱くなってきます。副作用も溜まってきます。最終的には痛み止めを飲みすぎたことによる頭痛が起きてくることもあります。
　病気に支配される人生ではもったいないですよね。自分がコントロールする人生でありたいものです。

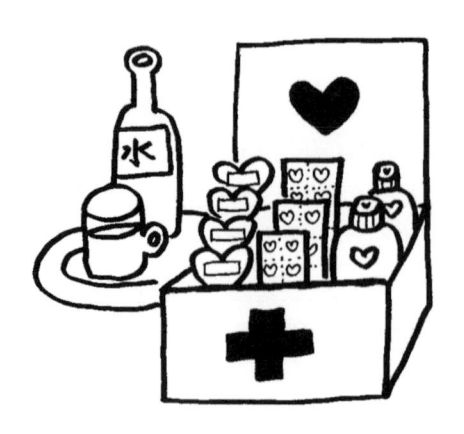

■第7週

(2) 自分の取扱説明書をつくる

　あなたの症状がいつまでも治らないということは、どこかに何か問題があるということなのです。症状というのは、「体があなたに何かを訴えかけている」ということなのですから。
　その「何か」を見つけなければ、これからも「いつまでも治らない」が続くということです。

では、その「何か」を見つけるためには、どうしたらいいのか？　その答えは、「どういうときに症状が変化するか」ということの中にあります。
　そこに気がつくためには、どういうときに症状が強くなるのか、弱くなるのか記録をつけることが必要です。記録をつけることによって、症状の変化に敏感になります。その法則性がわかるようになってきます。
　どういうときに症状が強くなるかがわかれば、その原因も想像がついてきます。そうすると、どうすればいいのかが、自分でわかってきます。まず、症状の変化と、その変化する前に何があったのかを記録してみましょう。
　そして、その症状の変化の原因として思いつくものをあげていきます。原因がわかったら、その一つひとつに対して、改善するためにはどうすればいいかを考えてみましょう。
　どうすればいいかがわかったら、できることから行動する。しばらく行動してみたら、一度その結果を判断してみましょう。それによって、少しでも効果があるようでしたら、それは間違いなく原因だったということです。その行動を習慣になるまで続けていきましょう。
　しばらくやってみたけど症状が変わらないということでしたら、それは原因ではなかったと考えることが必要です。その場合は、別の方法を考えましょう。
　そうやって自分の扱い方を覚えていくことが、快適な生活を作っていく上でとても重要になってきます。

■第7週

(3)　症状を分析する

　自分の症状を見るときには、どんなときにどんな風に辛くなるかということに注目しましょう。「どんな状況でどんな症状が出るか」を具体的に細かく見ることが大切です。
　「座る→背中が痛くなる」ではなく、「座る→長く同じ姿勢を続ける→背中

が凝る→背中が痛くなる」、または、「座る→姿勢が悪くなる→無理に力が入る→背中が痛くなる」ではないでしょうか。

　長く座って背中が凝るのであれば、長く座らないようにするか、運動して体力をつけるか、姿勢をよくして疲れにくくすることが肝要です。

　その場合、一つひとつ試してみて、その結果を検討することです。座るときに無理に力が入っているのであれば、力の抜き方を覚えることです。自分でどういう風に姿勢を意識すれば力が抜けるのか、どういう感覚のときに辛くならない姿勢ができるのかを、いろいろ試してみてください。

① 例えば、姿勢を気をつけてみる。

　正座をして、背中の感覚を感じながら、楽な姿勢を探す。次に、力の抜ける感覚を探す。その感覚がつかめたら、その感覚、姿勢を覚えておくようにして、あぐらやイスに座った状態で再現してみる。

② 例えば、痛くなったときの自分の考え方に気をつけてみる。

　「これさえなければ何でもできるのに」「この痛みのせいで私は何にもできない」—こういう考えが浮かんでいるときに痛みが強くなっているのだとしたら、「本当にそうだろうか？」と考えてみる。

③ 例えば、痛みが出たら、その痛みの変化を感じてみる。

・どういうときに痛みが強くなり、どういうときに痛みが弱くなるか。
・痛みを感じながら、何ができるか。
・そのときの自分の頭の中では、どんな言葉が出ているか。

④ 例えば、同じような人のために、どうしたら少しでもよくなるかを記録に残せないか。

⑤ 例えば、自分が完治して、楽しく働いているところを想像し、今の自分と同じように苦しんでいる人にアドバイスするとしたらどんなことを言うか。

　そんな風に考えてみると、少し客観的に「痛み」という感覚をとらえやすくなるでしょう。

　どんなときに、あなたの症状は強くなりますか？　どうすればあなたの症状は楽になりますか？

少しでも良くなるためには、どうしたらいいですか？
気がついたことを書いておきましょう。

症状を良くするためにはどうしたらいいか

きょうの目標とできたことを書く　　　　　　　日付

きょうの目標とできたことを書く　　　　　　　日付

症状を分析する

きょうの目標とできたことを書く 　　　　　　日付

きょうの目標とできたことを書く 　　　　　　日付

きょうの目標とできたことを書く 　　　　　　日付

きょうの目標とできたことを書く 　　　　　　日付

きょうの目標とできたことを書く 　　　　　　日付

■第8週

生活習慣病

　人の体は、1万年くらい前の飢えと闘っていた頃からあまり変化していません。しかし、環境は激変しました。いつでも食べるものが豊富にあり、飢えて亡くなる人は、今の日本ではほとんどいません。

　食べ物の多くが人工の物になり、獲物を追いかけることがなくなり、家の中でテレビを見て生活するようになりました。衛生状態も劇的によくなりました。

　そうなると、1万年前の環境には適応していたものが、今の環境には適応できないということが起きてきます。それが、生活習慣病の最大の要因です。慢性病といわれるものも、生活習慣にかかわるものが非常に多いことがわかります。

　飢餓に適応した人間にとって、飽食には対応できないのです。

　獲物を追いかけていた人間にとって、座ったままの生活には適応できません。

　自然の中で遠くを見ながら生活していた人間にとって、テレビやパソコンの生活には適応できないのです。

　明るくなれば起き、暗くなれば寝ていた人間にとって、夜遅くまで起きている生活には適応できません。

　自然のまま生活していた人間にとって、清潔すぎる生活には適応できないのです。

　飢えに適応するために、私たちの体は、血糖値が下がったときに備えて、5種類の血糖上昇ホルモンを用意しています。すい臓からのグルカゴン、副腎からのアドレナリン、甲状腺ホルモン、脳内からの成長ホルモン、糖質コルチコイドです。

　しかし、血糖値を下げるホルモンは、すい臓からのインスリンの一つだけ

です。

　食べすぎや、砂糖の取りすぎというのは、想定していなかったのです。まして、太りすぎなどというのは、あり得なかったのです。

　かつては、毎日走り回る生活でしたから、肩コリなど経験した人はいなかったでしょう。

　常に遠くを見る生活ですから、近視になる人もいなかったでしょう。もちろん、眼精疲労もあるわけがありません。

　皮膚には常在菌がいて、体など洗わなくても病原菌が入ってこないように守っています。

　野生動物では、ミネラルやビタミンが足りなくなると、普段は食べない塩や泥を食べることがあります。また、体調が悪いときに、普段食べない草を食べて治すということがあります。

　われわれも、水分が足りなくなれば水を飲みたくなり、塩分が足りなくなればしょっぱいものが食べたくなります。

　長い進化の過程で、不足したものを感知し、補うという本能を獲得したのです。

　自然の中で甘いものは果物でした。砂糖は自然界にはなかったのです。疲れたときやストレスを受けて甘いものが欲しくなったとき、果物でクエン酸を補ったり、ビタミンCを補ったりしていたのでしょう。

　そう考えると、生活習慣病の予防として何をすればいいかというのも、自ずとわかってきます。

　食べすぎない、砂糖を取りすぎない、体を動かすようにする、夜更かしをしない、パソコンやスマホを長時間見すぎない、過度に清潔にこだわらない、ということを意識した生活にすることが、生活習慣病の予防になるのです。

　とはいえ、便利な生活を捨てるのは、ナンセンスです。

　しかしながら、効率よく、少しの努力をすることで、手に入る健康は確かにあるのです。人生をトータルで考えたときに、後悔しないような人生を自分の意志と努力でつくっていきましょう。

　そのために、きょうも「目標とできたこと」を書きましょう。

きょうの目標とできたことを書く　　　　　　日付

きょうの目標とできたことを書く　　　　　　日付

きょうの目標とできたことを書く　　　　　　日付

きょうの目標とできたことを書く　　　　　　日付

きょうの目標とできたことを書く　　　　　　日付

きょうの目標とできたことを書く　　　　　日付

きょうの目標とできたことを書く　　　　　日付

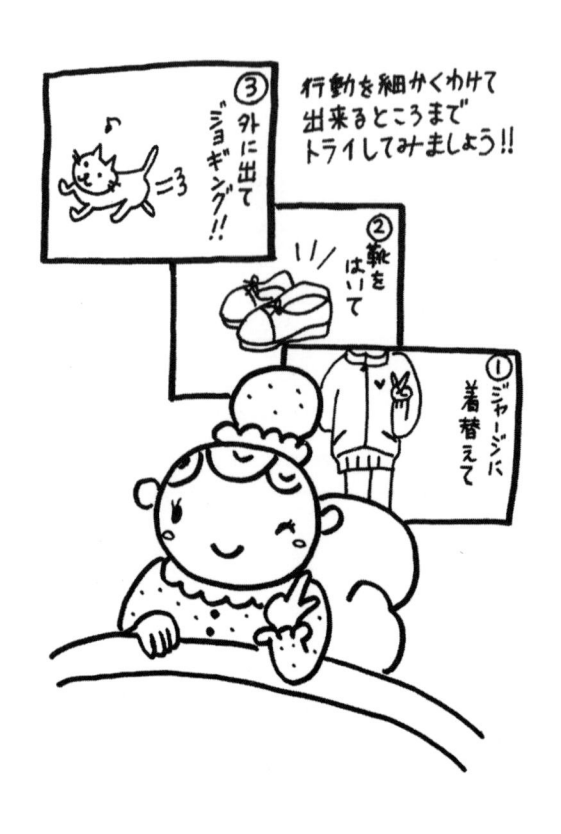

行動を細かくわけて出来るところまでトライしてみましょう!!

③ 外に出てジョギング!!
② 靴をはいて
① ジャージに着替えて

■第9週

(1) 「正しい」ことより「いい結果」

　「何が正しいか」ということは、あまり重要ではありません。別に研究者を目指しているわけではないのですから。
　重要なのは、「役立つ」かどうか、「いい結果」に結びつくかどうかなのです。いい結果に結びつくことを積み重ねていけば、当然、いい未来がつくられるのです。どんなに正しくても、自分の望む未来に結びつかなければ、結果として望まない未来にたどり着いてしまいます。

　私は、東洋医学を主に使って治療をしています。東洋医学は、独特の考え方をしています。今の科学の常識とはかけ離れた考え方をしています。当然、私も、すべてが正しいとは考えていません。しかし、そう考えたほうが治しやすく、結果もよいのであれば、方法論として結果のよい方法を使うのがベストと考えています。
　なぜそうなるかという理屈は、学者が考えればいいことです。私のすべきことは、患者さんを治すことです。ですから、結果として治れば、それでいいと思っています。
　そのための理屈が、学者にとって科学で説明できるのであれば、東洋医学の手法を科学的に解釈するようになるでしょう。今の科学で説明できないのであれば、科学のほうが合理的に説明できるように変わっていくべきでしょう。
　科学の役割は、事実を合理的に説明することです。事実を否定することではないはずです。いずれにしても、それは私の役割ではないので、学者にお任せします。
　私が大事にしているのは、患者さんが「治る」という結果です。治らなければ意味がないのです。そして、治ったかどうかは、患者さんが一番よくわ

かるのです。ですから、私の治療院のホームページでは、「3回で判断してください」と一番目立つように書いてあります。
　大事なのは、「結果」なのです。

■第9週
⑵　運命

　人生には、なぜ悲しみや苦しみがあるのでしょうか。その答えは、悲しみや苦しみも、人生にとって必要だからです。あなたが成長するために必要な経験なのです。あなたにとって必要な出会い、必要な経験はちゃんと用意されているのです。
　私は、半世紀以上生きてきて、つくづくそう感じています。それをきっと「運命」と呼ぶのでしょう。運命というのは、出会いのことです。あなたが出会う経験のことです。
　そこで、その出会いにどう向き合うかは、あなたの自由です。その出来事をどう捉え、どう成長するかは、あなたの自由なのです。人生を恨んで生きていくのも、自分が成長できたことを感じて、その経験ができたことに感謝するのも、あなたの自由なのです。
　何も経験できなければ、何も成長できません。すべては、あなたが成長するために用意された経験なのです。
　「神は乗り越えられない試練は与えない」という言葉があります。それを乗り越え、あなたが成長できる試練しか存在しないのです。あなたは、それを自ら選んで生まれてきたのですから。勇気を出して経験し、勇気を出して乗り越えてください。その勇気の数が、あなたの思い出をつくり、あなたの自信をつくり、あなたの人格をつくっていくのです。
　人生は、勇気を出して進んでいくという、日々のプロセスの中にあります。結果を出すことはもちろん大切ですが、そのために努力を続けたという事実

が納得のいく人生を作っていくのです。

　必要な出会いは、必ず用意されています。でも、そこで何をするかは、あなたの自由です。本書と出合ったのも、あなたの人生に用意された運命です。
　でも、読まずに捨ててしまうか、読んで実行するかは、あなたに任されています。あなたが、このまま変わらないことも自由です。しかし、これからあなたのなりたい自分に変わっていくことも自由です。すべては、あなたが決断することです。そして、あなたが行動することなのです。
　せっかく一度しかない人生なのですから、納得する人生をつくっていきましょう。そのための一歩として、きょうも「目標とできたこと」を書きましょう。

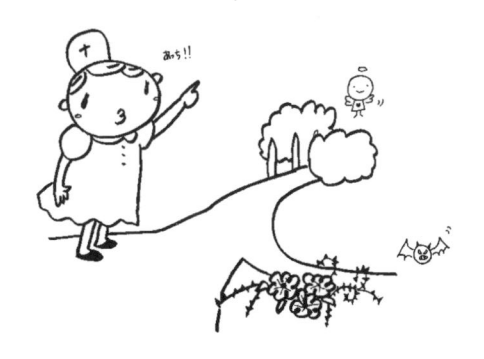

きょうの目標とできたことを書く　　　　　　日付

きょうの目標とできたことを書く　　　　　　日付

きょうの目標とできたことを書く　　　　　日付

きょうの目標とできたことを書く　　　　　日付

きょうの目標とできたことを書く　　　　　日付

きょうの目標とできたことを書く　　　　　日付

きょうの目標とできたことを書く　　　　　日付

■第10週

風邪

　もしも風邪をひいてしまったら、薬で治す人は多いと思います。病院で抗生物質をもらうこともあるでしょう。
　でも、その前に、チョット考えてみてください。
　風邪そのものを治す薬は、今のところありません。症状を抑える薬があるだけです。
　それをわかった上で、症状を抑える必要があると考えて薬を飲むのならおすすめします。しかし、風邪そのものを治そうと思うのなら、間違った飲み方ということになります。
　風邪は、ウイルスの感染によって起こります。抗生物質は、細菌性の感染症に有効なもので、ウイルスの感染によって起こる風邪には効果がありません。
　抗生物質の乱用によるアレルギー、耐性菌の問題などもあり、腸内の有効な菌も殺してしまうので、リスクも大きいのです。
　風邪の症状というのは、免疫システムそのものなのです。
　発熱は、ウイルスの増殖を抑制し、免疫細胞を活性化する働きがあります。
　倦怠感は、「休息が必要ですよ」と体が教えてくれているのです。
　嘔吐や下痢は、体内の毒物を追い出すための反応です。
　咳やくしゃみも、のどや鼻から異物を追い出す反応です。
　ですから、風邪の症状は、本来、「治すために必要な反応」なのです。
　とはいっても、社会生活を営む上では、早く治すことよりも、症状を抑えることのほうが重要ということは多々あります。ですから、症状を抑えるために薬を飲むというのは、必要な場合も当然あります。
　ですが、十分にその意味を知った上で、自分の判断で必要なものを使うようにしましょう。

薬は、効かせたい細胞だけに効くわけではありません。必要のない細胞にも効いてしまいます。

つまり、副作用は、つきものだということを頭に入れておきましょう。

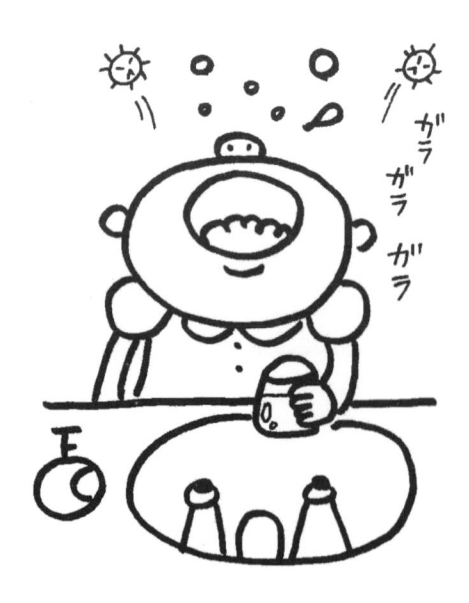

きょうの目標とできたことを書く　　　　　　　日付

きょうの目標とできたことを書く　　　　　　　日付

きょうの目標とできたことを書く　　　　　　日付

きょうの目標とできたことを書く　　　　　　日付

きょうの目標とできたことを書く　　　　　　日付

きょうの目標とできたことを書く　　　　　　日付

きょうの目標とできたことを書く　　　　　　日付

■第11週

(1) ストレススタミナ

　ストレスに弱いという場合、そこには3つの要素が考えられます。1つ目は、外部からのストレスを受けやすい場合。2つ目は、ストレスからの開放（自律訓練法など）がうまくできないために、ストレスが溜まってしまう場合。3つ目は、ストレスに対する許容量が少ない場合です。

　先の2つは、いろんなところで言われていますし、対処の仕方もよく見かけます。しかし、最も大切なのは、3番目の「許容量が少ない場合」です。

　この許容量というのは、心の体力のようなものです。体の場合で考えると、疲労困憊で体力が極端に落ちているような人は、頑張って筋力トレーニングをしても体力はつきません。かえって疲れてしまって逆効果です。

　疲労困憊のときには、とにかく「休む」ということが大切です。しっかりと休んで、溜まった疲れを取るということが第一に必要です。

　溜まった疲れが取れたら、次の段階として筋力トレーニングが必要になります。休んでばかりでは、体力はつきません。だからといって、筋力トレーニングばかりして、休まなければ、やはり体力はつきにくいのです。

　筋力トレーニングをした後は、しっかりと休みをとることによって、「超回復」と呼ばれる、以前よりも強い筋力がつくようになります。

　ストレスに対する許容量もこれと同じです。まず、ストレスにさらして、負荷をかけます。その後「休む」ことによって、以前よりもストレスの許容量が増えます。

　これを繰り返すことによって、少々のストレスではびくともしない人になっていくわけです。

　体力の場合に「休む」というのは、筋力トレーニングをしないということですが、ストレスに対して「休む」というのは、何もしないことではありません。

もちろん、寝ることでもよいのですが、例えば、落ち着くような音楽を聴いたり、ゆっくりとお風呂に入ったり、自律訓練法をやったりといった、ゆったりとした気持ちになれるようなことをすることが有効になります。
　ストレスを受けて緊張したまま、その緊張が取れずに寝てしまうと、寝てもあまりストレスが取れなかったりします。ですから、寝る前に、緊張を緩めてやることが必要になります。自分がゆったりできるもの、自分に合ったものなら何でもかまいません。
　ぜひ試してみてください。

■第11週

(2) 健康の価値

　今、あなたの目の前に悪魔が現れて、「6億円やるから、お前の両目を俺にくれ」と言われたら、どうしますか？　両目を失うことと引き換えに、6億円をもらいますか？　そんな取引をする人はいないでしょう。ほぼ間違いなく断るでしょう。
　つまり、あなたにとって、あなたの両目には6億円以上の価値があるということですよね。あなたの両腕だって、両足だって。あなたにとって健康な体というのは、お金では換えられない価値があるということですよね。
　だったら、お金を手に入れるために努力するように、あなたの健康を手に入れるために努力してみませんか。めちゃくちゃ頑張ったからといって、1日に50万円も100万円も貯金できないように、あなたの健康も少しずつしか貯金できません。
　毎日、500円玉をたった1枚貯金箱に入れていけば、1年で18万円以上貯まるように、毎日少しずつ健康の貯金を貯めていけば、1年後には大きな健康が手に入ります。お金には換えられないような、大きな価値をあなたは手に入れることができるのです。

すでにあなたは、多くの健康の貯金をしてきましたね。それは、素晴らしいことです。
　でも、もっと素晴らしいものを手に入れました。「貯金をする習慣ができた」ということです。それは、きっと一生の宝物になるでしょう。
　きょうも、「目標とできたこと」を書いて健康の貯金を増やしましょう。

きょうの目標とできたことを書く　　　　　　　日付

きょうの目標とできたことを書く　　　　　　　日付

きょうの目標とできたことを書く　　　　　　　日付

きょうの目標とできたことを書く　　　　　　　日付

きょうの目標とできたことを書く　　　　　日付

きょうの目標とできたことを書く　　　　　日付

きょうの目標とできたことを書く　　　　　日付

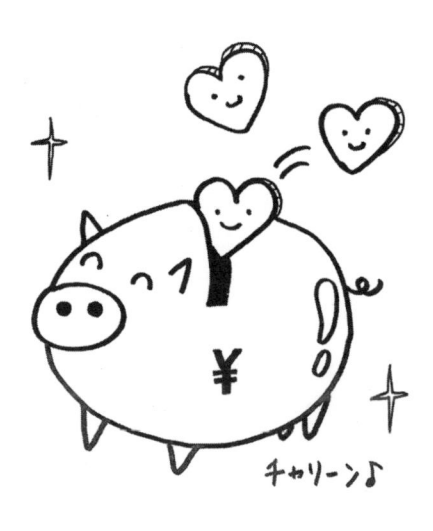

健康の価値

■第12週

「努力すること」より「努力する人」

　あなたは、今、目標を設定し努力していますね。そのことは、もちろん、大事なことです。
　しかし、もっと大事なことがあります。それは、あなたが「目標を設定し、努力する人」になっているということです。

　目標を達成することは、もちろん大事なことです。
　でも、それ以上に、「あなたは目標に向かって努力する人だ」という、そのこと自体が大事なのです。
　　あなたが何をするかということも、もちろん大事。しかし、「あなたがどういう人になるのか」ということはもっと大事なのです。「あなたは、目標に向かって努力する人になる」ということが大事なのであって、目標というのは、そのための手段に過ぎません。そこを勘違いしている人が実に多いのです。
　大学に行くのは、「○○大学合格」という通知をもらうことが目的でも、「○○大学卒業」という経歴を手に入れることが目的でもありません。
　もちろん、それは目的の一つではありますが、本来は自分がやりたいことを勉強し、理想の自分を求めて成長する一過程であるはずです。そして、自分の人生を構成する一つの要素であるはずです。
　ですから、「大学を卒業する」という事実よりも、4年間で何を学び、自分がどういう人間に成長し、その後の人生を歩むためのステップアップとして何をするかが大事なのです。

　あなたは、今、このプログラムを通じて、「目標に向かって努力する人になっている」ということを十分に褒めてあげてください。そして、自分の成長を

実感してください。

　このプログラムを始めたときに、どんな考え方をする自分だったか、それを今の自分と比較してみながら、自分の成長を実感してください。ここまでやってきたあなたなら、必ず成長を実感できるはずです。

　今週でこの３か月プログラムも最後になります。自分の成長を十分に感じながら、「目標とできたこと」を書きましょう。

きょうの目標とできたことを書く　　　　　　　日付

きょうの目標とできたことを書く　　　　　　　日付

きょうの目標とできたことを書く　　　　　　　日付

きょうの目標とできたことを書く　　　　　　　日付

きょうの目標とできたことを書く　　　　　日付

きょうの目標とできたことを書く　　　　　日付

きょうの目標とできたことを書く　　　　　日付

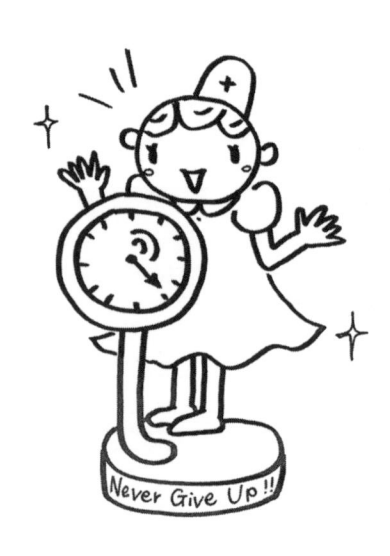

■症状別対策法

(1) チェックリスト・チェックグラフ

チェック項目 当てはまる数字をかっこ内に記入しましょう。 当てはまる数字に1回目はx、2回目は○、 3回目は△というように印をつけましょう。	非常にあてはまる	ややあてはまる	ふつう	あまりあてはまらない	全くあてはまらない	かっこ内にあてはまる数字を数字記入して下さい(1回目)				
						疲労	心睡眠	体力	食事	体調
1.身体がだるい	0	1	2	3	4	( )				
2.すぐに疲れる	0	1	2	3	4	( )				
3.翌日に疲れが残る	0	1	2	3	4	( )				
4.目が疲れる	0	1	2	3	4	( )				
5.立つまたは座る姿勢が長い	0	1	2	3	4	( )				
6.忙しくて休む時間が少ない	0	1	2	3	4	( )				
7.顔や体の一部がピクピク痙攣する	0	1	2	3	4	( )				
8.体に力が入らない	0	1	2	3	4	( )				( )
9.肩のコリを感じる	0	1	2	3	4	( )				( )
10.朝起きるのが辛い	0	1	2	3	4	( )	( )			
11.普段我慢していることが多い	0	1	2	3	4		( )			
12.イライラし落ち着かないことが多い	0	1	2	3	4		( )			
13.眠りが浅い	0	1	2	3	4		( )			
14.気がめいる	0	1	2	3	4		( )			
15.やる気が出ない	0	1	2	3	4		( )			
16.ちょっとしたことが思い出せない	0	1	2	3	4		( )			
17.ぼーっとすることがある	0	1	2	3	4		( )			
18.集中力が低下している	0	1	2	3	4		( )			
19.下痢と便秘を繰り返す	0	2	4	6	8	( )				( )
20.普段長く歩いている	4	3	2	1	0			( )		

21.歩くスピードが速い	4	3	2	1	0		( )	
22.つまづくことが多い	0	1	2	3	4		( )	
23.電車やバスは座ることが多い	0	1	2	3	4		( )	
24.坂道や階段を昇ると息が切れる	0	1	2	3	4		( )	
25.体力には自信がある	8	6	4	2	0		( )	
26.休日は体を動かす	4	3	2	1	0		( )	
27.日ごろから体を動かしている	4	3	2	1	0		( )	
28.エスカレーターがあっても階段を使う	4	3	2	1	0		( )	
29.自分は太っているほうだ	0	1	2	3	4		( )	( )
30.バランスよくいろんなものを食べている	8	6	4	2	0			( )
31.外食が多い	0	1	2	3	4			( )
32.野菜を積極的に食べている	4	3	2	1	0			( )
33.濃い味付けの料理が好き	0	1	2	3	4			( )
34.ラーメン等麺類のスープは残さず飲む	0	1	2	3	4			( )
35.ジュースや清涼飲料水をよく飲む	0	1	2	3	4			( )
36.甘いものやスナック菓子をよく食べる	0	1	2	3	4			( )
37.早食いである	0	1	2	3	4			( )
38.栄養をサプリメントで補っている	4	3	2	1	0			( )
39.頭痛、頭重感がある	0	1	2	3	4				( )
40.関節が痛む	0	1	2	3	4				( )
41.のどの痛みがある	0	1	2	3	4				( )
42.腰痛がある	0	1	2	3	4				( )
43.喫煙をしている	0	1	2	3	4				( )
44.便秘または下痢ぎみである	0	1	2	3	4				( )
45.微熱がある	0	3	4	5	6				( )
かっこの合計									

チェック項目 2回目3回目の数字をかっこ内に記入しましょう	かっこ内にあてはまる数字を数字記入して下さい(2回目)					かっこ内にあてはまる数字を数字記入して下さい(3回目)				
	疲労	心睡眠	体力	食事	体調	疲労	心睡眠	体力	食事	体調
1.身体がだるい	( )					( )				
2.すぐに疲れる	( )					( )				
3.翌日に疲れが残る	( )					( )				
4.目が疲れる	( )					( )				
5.立つまたは座る姿勢が長い	( )					( )				
6.忙しくて休む時間が少ない	( )					( )				
7.顔や体の一部がピクピク痙攣する	( )					( )				
8.体に力が入らない	( )				( )	( )				( )
9.肩のコリを感じる	( )				( )	( )				( )
10.朝起きるのが辛い	( )	( )				( )	( )			
11.普段我慢していることが多い		( )					( )			
12.イライラし落ち着かないことが多い		( )					( )			
13.眠りが浅い		( )					( )			
14.気がめいる		( )					( )			
15.やる気が出ない		( )					( )			
16.ちょっとしたことが思い出せない		( )					( )			
17.ぼーっとすることがある		( )					( )			
18.集中力が低下している		( )					( )			
19.と便秘を繰り返す		( )			( )		( )			( )
20.普段長く歩いている			( )					( )		
21.歩くスピードが速い			( )					( )		
22.つまづくことが多い			( )					( )		
23.電車やバスは座ることが多い			( )					( )		

(1) チェックリスト・チェックグラフ　79

24.坂道や階段を昇ると息が切れる			( )				( )		
25.体力には自信がある			( )				( )		
26.休日は体を動かす			( )				( )		
27.日ごろから体を動かしている			( )				( )		
28.エスカレーターがあっても階段を使う			( )				( )		
29.自分は太っているほうだ			( )	( )			( )	( )	
30.バランスよくいろんなものを食べている				( )				( )	
31.外食が多い				( )				( )	
32.野菜を積極的に食べている				( )				( )	
33.濃い味付けの料理が好き				( )				( )	
34.ラーメン等麺類のスープは残さず飲む				( )				( )	
35.ジュースや清涼飲料水をよく飲む				( )				( )	
36.甘いものやスナック菓子をよく食べる				( )				( )	
37.早食いである				( )				( )	
38.栄養をサプリメントで補っている				( )				( )	
39.頭痛、頭重感がある					( )				( )
40.関節が痛む					( )				( )
41.のどの痛みがある					( )				( )
42.腰痛がある					( )				( )
43.喫煙をしている					( )				( )
44.便秘または下痢ぎみである					( )				( )
45.微熱がある					( )				( )
かっこの合計									

　これらのチェックリストの数字を当てはめ、チェックグラフをつくりましょう。

　チェックグラフは、日付を入れ、初回のチェックの線と2回目、3回目の

線は別の色を使いましょう。

　そうすることで、何が改善されたのかを一目で見ることができるようになります。

例：○○月　◎◎日　　△色
という感じでつくってみてください。

初　回　　　　　　　月　　　　日　　　　色
2回目　　　　　　　月　　　　日　　　　色
3回目　　　　　　　月　　　　日　　　　色

　自分の得意な分野と苦手な分野を確認しましょう。
　健康状態の足りない分野を客観的に把握し、少しだけ努力してみましょう。1か月後、2か月後にどのように改善しているかを、もう一度チェックしてみましょう。

チェックグラフ

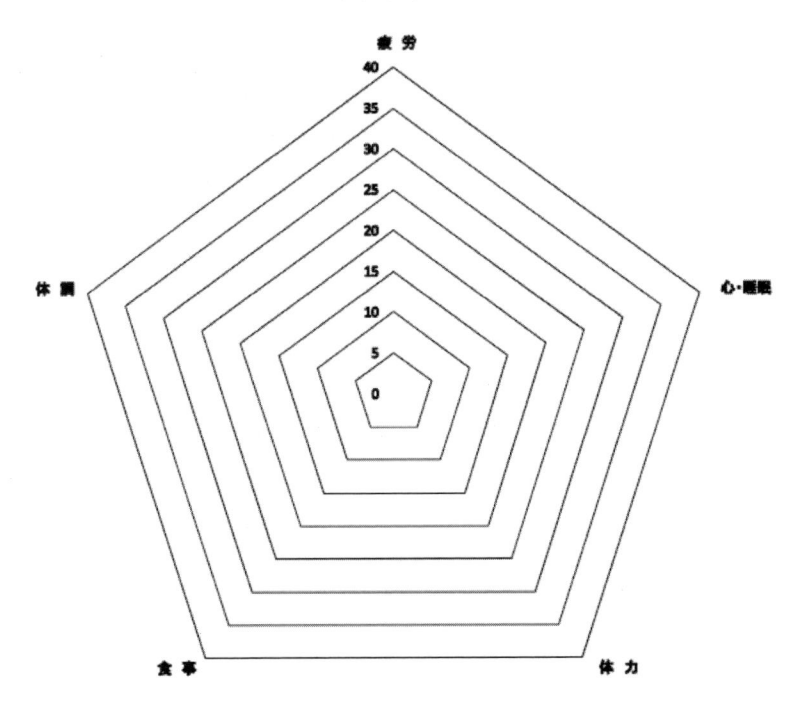

(1)　チェックリスト・チェックグラフ　81

■症状別対策法

(2) 眠れない

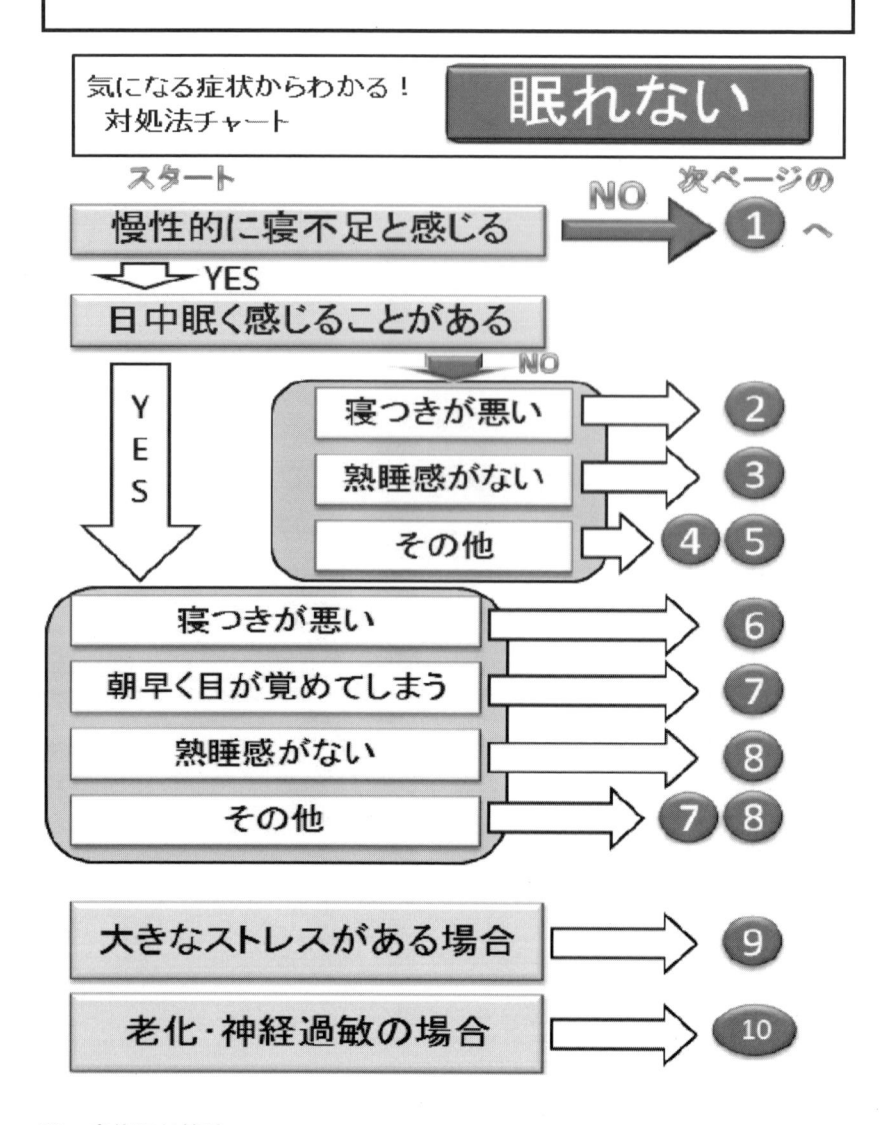

気になる症状からわかる！
対処法チャート

眠れない

スタート
- 慢性的に寝不足と感じる → NO → 次ページの ①へ
- YES ↓
- 日中眠く感じることがある
  - NO →
    - 寝つきが悪い → ②
    - 熟睡感がない → ③
    - その他 → ④ ⑤
  - YES ↓
    - 寝つきが悪い → ⑥
    - 朝早く目が覚めてしまう → ⑦
    - 熟睡感がない → ⑧
    - その他 → ⑦ ⑧

- 大きなストレスがある場合 → ⑨
- 老化・神経過敏の場合 → ⑩

睡眠は、精神的にも肉体的にも疲労と大きくかかわってきます。しっかり睡眠が取れないと、しっかり疲れが取れません。その日の疲れは、その日にとってしまうよう心がけましょう。

　睡眠は、「何時間寝たか」という量も必要ですが、もっと大切なのが「グッスリ眠れたか」という睡眠の質です。

　また、個人差も大きく、5時間でも十分足りている人もいれば、10時間眠っても寝不足になっている人もいます。

　目が覚めたとき、スッキリと起きることができ、日中のんびりしているときでも眠くならないようなら、睡眠は十分足りていると考えましょう。

❶　一時的な寝不足

　一時的なものであれば、早く寝る、仮眠をとることで対処できます。

　大事なことは、原因がハッキリしていること。原因がハッキリしていないと慢性的になってしまいやすいので、原因をハッキリさせ、対処できるものには対処し、慢性化させないようにしましょう。

❷　寝つきが悪い

　眠りにつくまでの時間の使い方を工夫します。

　そもそも日中問題ないのであれば、寝つきが悪いこと自体はそれほど問題ではありません。

　とはいえ、眠れないことが気になってしまうのであれば、次のことを試してみてください。

イ　心配事は紙に書き出す

　眠れないときにはどんなことを考えているのでしょうか？　もしも、悩みや心配事があるのであれば、それを解決することが必要です。すぐに解決できないことは、紙に書き出しておきましょう。書くことで頭が整理され、憶えておく必要がなくなります。

ロ　眠りにつくまでの時間を自律訓練法や1日の感謝に使う

ハ　「布団に入る＝寝る」という風に頭と体に習慣づける

　布団に入ったら寝ること以外は何もしない。考えごともしない。眠れなけ

れば自律訓練法。それだけにする。
ニ　決まった時間に寝る
ホ　明かりを調節する
　朝は、青白い光で強めに。夜は、赤い光で弱めに。寝る前から少し明かりを暗くしておく。
ヘ　食事の工夫
　寝る前は、消化のよいものを少なめに。寝ている間に胃腸に負担をかけると眠りが浅くなります。
　ホットミルクや豆乳を飲むのもよいでしょう。
ト　日中適度な運動をする
チ　夜にお風呂に浸かる
　40℃〜42℃のお風呂でリラックスする。足湯や半身浴でもよい。

❸　熟睡感がない

　日中、問題ないのであれば、どうして熟睡感がないと感じるのでしょうか？　そこをハッキリとさせましょう。夢を見るからでしょうか？　途中で目が覚めるからでしょうか？

　熟睡感がないことによってどんな問題があるのでしょうか？　仕事の集中力が落ちていますか？　体が疲れやすくなっていますか？

　何も問題ないのであれば、放っておくことです。夢を見ても、途中で目が覚めても、それを改善する必要はありません。何も問題がないのですから。

　その場合の一番の問題は、熟睡感がないことを「気にする」ということです。

❹　目覚めが悪い

　朝起きたら、まず、次のことを励行します。
イ　コップ1杯の水を飲む
ロ　ストレッチをする
ハ　太陽の光を浴びる
　もしも、疲労が溜まっていて起きられないのであれば、疲労をとることが必要です。

❺ その他

　寝つきが悪いわけでもなく、熟睡感がないわけでもない。目覚めが悪いわけでもないのに、なぜ寝不足と感じているのでしょうか。まずは、その点をハッキリさせましょう。

イ　あなたはどういうところで寝不足と感じていますか？　それは睡眠時間が短いとか、寝る時間帯が遅いとかのような睡眠に関する時間の問題ですか？　それとも、だるさやボーっとするといった身体の感覚の問題ですか？

ロ　それによって何が困っていますか？　仕事に影響が出ているのですか？　それとも日常生活に影響が出ているのですか？

　あなたにとって「なぜ寝不足と感じているのか」はハッキリしましたか？ハッキリしたら「考え方」に進んでください。

❻ 寝つきが悪い

　理由として、次のようなことがないかチェックしてみてください。

イ　コリが気になる→肩コリ対処法を参考にしてください。

ロ　脚がむずむずする→貧血がないか検査をしておきましょう。貧血があるようなら、鉄分をしっかり摂る事が必要です。そのためには、鉄分を多く含むものを食べることも有効ですが、食事のときにビタミンCを一緒に摂って、鉄分の吸収をよくすることも考えましょう。

　貧血がないようでしたら、足の疲れを取ったり、自律訓練法などを試してみましょう。それでも改善しないようでしたら、治療院か病院で診てもらいましょう。

ハ　その他

　眠りにつくまでの時間の使い方を工夫します（②を参考）。

- 心配事は紙に書き出す
- 眠りにつくまでの時間を自律訓練法や1日の感謝に使う
- 「布団に入る＝寝る」という風に頭と体に習慣づける
- 決まった時間に寝る
- 明かりを調節する

- 食事の工夫
- 日中適度な運動をする
- 夜にお風呂に浸かる

❼ 朝早く目が覚める

十分に時間があれば、二度寝もいいでしょう。そこまで時間がなければ、朝の時間を有効利用することを考えたほうがよいでしょう。その上で時間があれば、日中仮眠をとるようにしましょう。

仮眠をとるときは、30分以内にしましょう。それ以上長くなると、起きるのが辛くなったり、リズムが崩れたりする可能性があります。眠れなくても、目をつむるだけでも結構楽になるものです。

❽ 熟睡感がない

コリが強くはありませんか？ 肩コリが強い場合には「首肩のコリ痛み」のチャートを参考にしてください。

いびきがひどく、時々呼吸が止まっていませんか？（家族に聞いてください） 呼吸が止まっているようでしたら、睡眠時無呼吸症の可能性があります。睡眠外来で相談してみましょう。

❾ 大きなストレスがある場合

強いストレスがかかっているようであれば、そのストレスの元となっているものを解決することが一番の対処法になります。

しかし、解決の方法がないものであれば、「仕方のないもの」として受け入れることが必要です。解決できないもので悩んだり、その事にばかりに神経を尖らせるというのはもったいない時間の使い方になってしまいます。「どうにかなるものは、頑張ってどうにかする。どうにもならないものは、考えるだけ無駄。」と割り切ることも必要です。

❿ 老化・神経過敏の場合

いろいろ試してみた結果、有効なものが見つからず、老化や神経過敏のよ

うなものであれば、仕方ないものとして受け止め、その中で充実した人生になるように考えましょう。

　変えられないものを変えようとして頑張らないことも大切なことです。結果の出ないことに努力しても、無駄な努力に終わってしまいます。自分の人生をよくすることが大事なのですから、そのために結果が出る方法に注意を向けましょう。

考え方
　必要な睡眠時間というのは、人によって随分と差が出ます。5時間で足りている人もいれば、10時間でも足りない人もいます。統計的には、7時間前後が一番死亡リスクが少ないというデータはあります。
　しかし、あなたに必要な睡眠時間というのは、統計結果とは全く別の問題です。
　大事なことは、あなたが困っているかどうかです。寝ることが大事なのではなく、起きている間快適に過ごせるかどうかが大事なのです。睡眠が目的なのではなく、快適な人生が目的なのです。快適な人生のために睡眠が障害になっているかどうかを考えてください。
　日中眠くなって仕事に影響したり、体がだるかったりするのであれば、睡眠のとり方の工夫をして、仕事に影響しないようにする必要があります。
　しかし、たとえ睡眠時間が短くても、日中に影響がなく、健康面でも影響がないのであれば、何も変える必要がありません。何も困っていないのに、わざわざ睡眠時間を長くする必要がありません。眠ることを考えるよりも、起きている時間を楽しんで充実させることを考えましょう。必要もないのにわざわざ自分を苦しめるような考え方は今すぐやめましょう。
　「薬は体に悪いから絶対に取らない」と考えている人も多いようです。確かに、体に悪いことは事実ですが、そのデメリットを考えに入れても、メリットの方がはるかに大きい場合は、使ったほうがよい場合があるという柔軟な考え方をしておきましょう。
　例えば、睡眠導入剤は、短時間の効き目のものから、長時間の効き目のものまでさまざまなものがあります。私の場合は、旅行をするときには必ず短

時間のものを飲むようにしています。場所が変わると確実に眠れないのがわかっているので、眠れないとせっかくの旅行が台無しになってしまうからです。

　しかし、普段は、飲むことはありません。普段は眠れなければ、次の日には寝不足で少々頑張らなければいけませんが、そのかわりその夜になれば眠れます。ですから、睡眠導入剤を飲む必要はないと考えています。

　普段なかなか寝付けないという人は、短時間の睡眠導入剤を数日間連続して服用し、「布団に入ったら眠る」という習慣づけをするという方法もあります。いずれにしてもお医者さんと相談をして、メリットとデメリットの両方を考えた上で最良の方法を選択するとよいでしょう。

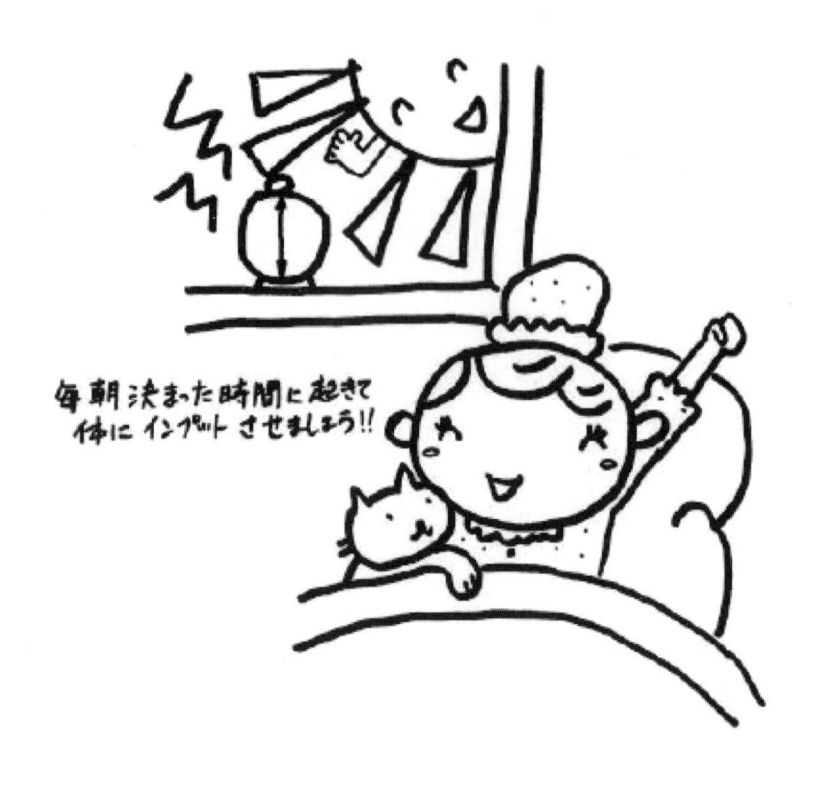

■症状別対策法

(3) 体がだるい

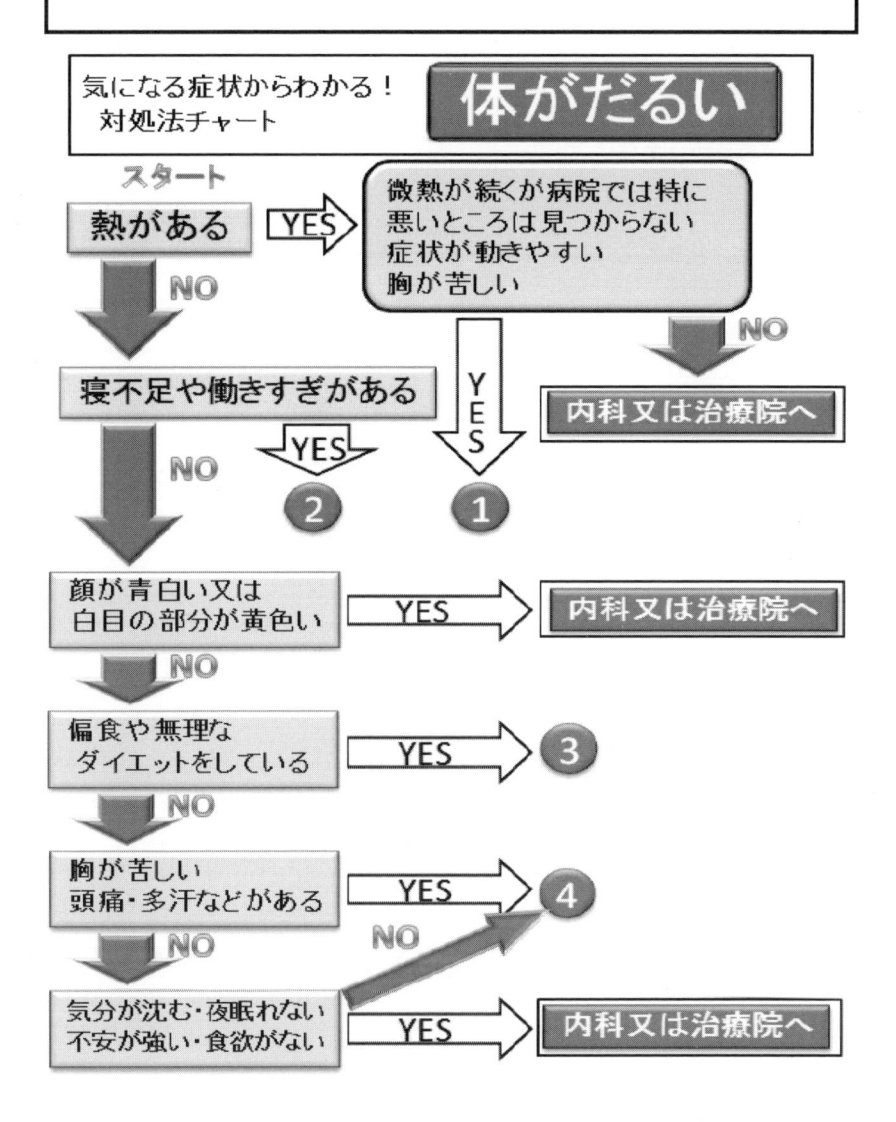

気になる症状からわかる！
対処法チャート

体がだるい

スタート

熱がある
- YES → 微熱が続くが病院では特に悪いところは見つからない／症状が動きやすい／胸が苦しい
  - NO → 内科又は治療院へ
  - YES → ①
- NO → **寝不足や働きすぎがある**
  - YES → ②
  - NO ↓

顔が青白い又は白目の部分が黄色い
- YES → 内科又は治療院へ
- NO ↓

偏食や無理なダイエットをしている
- YES → ③
- NO ↓

胸が苦しい 頭痛・多汗などがある
- YES → ④
- NO ↓

気分が沈む・夜眠れない 不安が強い・食欲がない
- YES → 内科又は治療院へ

❶ 自律神経失調症の可能性あり
イ　対処法の「自律訓練法」を参考にしてください。
ロ　生活のリズムをつくることを考えましょう。
ハ　ストレスが溜まっているようであれば、その原因に対処することが必要でしょう。
ニ　いろいろ試しても改善しないようであれば、内科または治療院に行って診てもらいましょう。

❷ 過労の可能性あり
イ　睡眠をしっかりとる
　睡眠が足りていないと、なかなか疲れが取れません。前項の「睡眠不足」の対処法を参考にして、しっかりと睡眠をとるようにしてください。
ロ　体の疲れを取る
　横になって休むようにしましょう。
　5分でも10分でもチョット休もうと思ったときに、座って休むのではなく、横になって休むようにしてください。
　本当に疲れきっているときには、座っている状態では体は休んでいません。横にならなければ体は休めません。疲れたなと思ったら、こまめに横になって、少し楽になったなと思ったらまた動くようにしましょう。
　コリに関しては、自分でできるストレッチ肩コリ対策などを参考にして試してみてください。

❸ 栄養不足の可能性あり
イ　総合ビタミン剤を飲んでみる
ロ　偏食をやめる。次ページの「食事」の項目も参考にしてください。

❹ 自律神経失調症の可能性あり
イ　対処法の「自律訓練法」を参考にしてください。
ロ　生活のリズムをつくることを考えましょう。
ハ　ストレスが溜まっているようであれば、その原因に対処することが必要

でしょう。
ニ　いろいろ試しても改善しないようであれば、内科または治療院に行って診てもらいましょう。
　40代・50代の女性なら更年期障害の可能性もあるので病院の更年期外来または治療院も試してみましょう。

慢性的に身体がだるい場合には
　対処法の中の、肩コリ対策、力の抜き方、正しい姿勢のつくり方の項目や体力づくり、自律訓練法の項目なども参考にするとよいでしょう。

生活リズム
　生活リズムをつくるということは、1日のルーティンをつくるということです。ラグビー日本代表の五郎丸選手やメジャーリーグのイチロー選手で有名になった言葉ですが、スポーツの世界では結果を出すためによく知られた方法です。
　もちろん、健康をつくる上でも大事なことです。
　生活リズムをつくる上で大事な要素は、次の4つがあります。
1、時間；起床・就寝時間を一定にする
2、食事；朝食を必ずとる、寝る直前には食事をとらない
3、睡眠；グッスリ眠る
4、活動；日中しっかり活動し、就寝前にはリラックスする
　生活リズムは、どれかが崩れると連鎖反応を起こしてすべてが崩れるという、悪循環に陥ってしまいます。
　例えば、睡眠不足→起床が辛い→朝食が取れない→午前中身体が活動しない→グッスリ眠れない
といった具合に、一つの問題がすべてを狂わせてしまいます。
　だからといって、すべてをしっかり守らなければいけないとなると、それはそれで大変です。
　効率よく生活リズムをつくるためには、ポイントとなるものを押さえましょう。

朝食と眠りがポイント

　第1のポイントは、「朝食を決まった時間にとる」ことです。

　朝食をとることで、身体がリセットされます。朝食の後は、家を出るまで少しゆったりとした時間をつくっておくことで、便通もよくなります。

　朝の始まりから時間に追われた生活というのは、精神衛生上もよくありません。食事の時間を20分早めるだけで、とってもゆったりとした1日が始まります。

　第2のポイントは、「グッスリ眠る」ことです。

　夜グッスリ眠ることで、朝スッキリ目覚めます。

　グッスリ眠るための方法は、「症状別対策法1.眠れない」を参考にしてください。

　まずは、第1のポイント「朝食を決まった時間にとる」だけを習慣にすることを考えましょう。この1点だけ習慣付けることができれば、それだけでもかなり生活リズムは改善します。

食事

　西洋医学的には、バランスのとれた栄養というのを重要視します。これは基本です。

　しかし、東洋医学的には、食物から氣をいただくと考えます。ですから、たけのこのように成長力のあるものは、生命力の源である氣が多く含まれた食材と考えます。西洋医学的な栄養素とは別の視点での栄養と考えてください。

　体を温めるとか冷やすというのも、西洋医学的な栄養素とは別の、東洋医学的な視点での栄養と考えてください。

　とはいえ、まずは西洋医学的な栄養バランスを第一に考えなくてはいけません。その上で、その次の要素として、成長力があるもの、身体を温めるものという風に考えましょう。

　まず、栄養バランスで考えると1日30品目といわれていますが、これは現実的にはなかなか難しいでしょう。そこで、私のおすすめ、「丸ごと食べる」です。

一つの命には、いろんな栄養がすでにバランスよく含まれています。生きていくためには、いろんな栄養素が必要ですから。つまり、牛肉を食べたければ、牛を丸ごと1頭食べればいろんな栄養素が含まれているのです。
　とは言っても、牛を丸ごと1頭は食べられませんよね。ですから、小魚とか、豆類とか、小さなものなら丸ごと食べて丸ごと栄養をとることができます。
　特に、おすすめなのが玄米です。「玄米はパサパサしてまずい」という常識があるようですが、普通の玄米にもち米の玄米を混ぜ、圧力炊飯ジャーの玄米モードで炊くと、粘り気もあり、柔らかく、とっても美味しくいただけます。ついでに味噌汁は、具の多い「食べる味噌汁」がおすすめです。
　こういったものを意識して摂ることで、30品目にこだわらなくても、1品目でもいろんな栄養がとれることになります。その上で、品目数も多くすれば、それに越したことはないでしょう。まずは、丸ごと食べられる小さな食材を意識してとるようにしましょう。
　どんなに健康によくても、まずいものでは続きません。また、手間のかかりすぎるものも続きません。美味しく食べるということは、栄養の吸収にも影響してきますから、美味しく食べながら、さほど面倒くさくない方法で、長続きする方法を考えましょう。何ごとも100点を目指さずに、70点で合格と考えましょう。

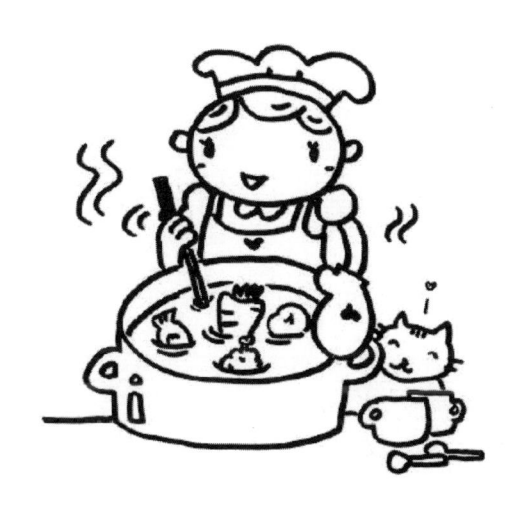

■症状別対策法

(4) 肩首のコリ

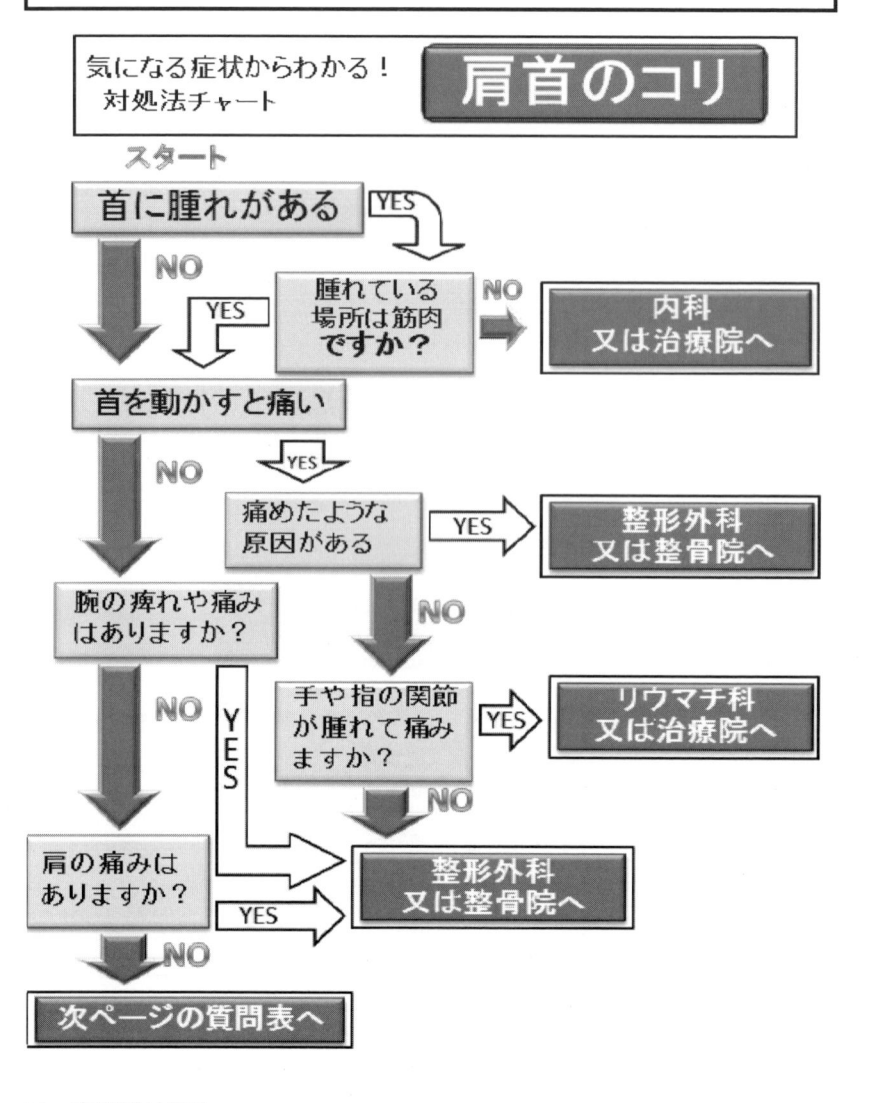

気になる症状からわかる！
対処法チャート

肩首のコリ

スタート

首に腫れがある — YES → 腫れている場所は筋肉ですか？
- NO → 内科又は治療院へ
- YES ↓

↓ NO

首を動かすと痛い
- YES → 痛めたような原因がある
  - YES → 整形外科又は整骨院へ
  - NO ↓
- NO ↓

腕の痺れや痛みはありますか？
- YES → 手や指の関節が腫れて痛みますか？
  - YES → リウマチ科又は治療院へ
  - NO ↓
- NO ↓

肩の痛みはありますか？
- YES → 整形外科又は整骨院へ
- NO ↓

次ページの質問表へ

次の「肩首のコリ質問表」の質問に「はい」の場合は、次ページの番号に進んで参考にしてください。

肩首のコリ質問表

1) デスクワークが多い　→　①・②
2) 目がかすむ・目が疲れる　→　①
3) 姿勢が悪いといわれる・気づくことがある　→　③
4) ストレス（緊張）があると肩がこる　→　④
5) 最近疲れが抜けない　→　⑤
6) 朝起きた時にこっている・動かすと楽になる　→　②
7) 最近趣味や遊びのことを考えることがなくなった　→　④
8) 仕事で一定の姿勢が多い　→　②
9) 仕事で同じ作業を繰り返していることが多い　→　⑤
10) 車の運転をする時間が長い　→　①・②
11) パソコン・スマホを見る時間が長い　→　①・②
12) ぐっすり眠れない　→　④
13) 目の奥や頭の芯が痛く（重く）なることがある　→　①・④
14) 休みの日に激しい頭痛が起きることがある　→　④
15) ときどき後頭部が痛くなる　→　①・②・③
16) 午前中は良いが夕方になると肩がこってくる　→　⑤
17) 動いているほうが楽だ　→　②
18) 床に仰向けに寝ると両肩と床の間に隙間がある　→　③
以下は、女性限定の質問です
19) 子供を抱っこすることがある　→　⑤
20) 運動をほとんどしない　→　⑤
21) 更年期に入ってきた気がする　→　④
22) 私は冷え性だ　→　⑥

症状別対策法の(5)、(6)、(7)、(8)はすべての場合に有効です。ぜひ試してみてください。

では、前のページの矢印の番号のところを読んでください。

①
眼精疲労の可能性があります。症状別対策法(10)の眼精疲労のツボ刺激を参考にしてください。

もちろんパソコンやスマホを見過ぎないことも大切です。

②
座ったままのなど、一定の姿勢でいると症状が強くなる可能性があります。症状別対策法の(5)、(6)を参考にして体を動かすようにしましょう。

寝ているときには、寝具が柔らかいと寝返りが打ちにくくなり、結果的に一定姿勢の時間が長くなってしまいます。固めの寝具を試してみましょう。

③
猫背になっている可能性があります。症状別対策法(9)の正しい姿勢のつくり方を参考にしてください。

④
ストレスの影響が考えられます。症状別対策法の(7)、(11)、(13)を参考にしてください。

また、好きな音楽を聴いたり、好きなアロマを使うなど、リラックスできる環境をつくりましょう。腹式呼吸なども有効です。

⑤
疲労がたまりすぎているのかもしれません。第1に、休むというのが原則ですが、症状別対策法の(13)、(14)、(15)を参考にするのもいいでしょう。

もし、貧血があるようでしたら、鉄分を補給することを考えましょう。

⑥
冷え性の場合は、症状別対策法(12)の冷え性対策を参考にしてください。

何をやっても改善しないときや、だんだんひどくなってきた場合は、病院または治療院を受診するようにしてください。

■症状別対策法

(5) 肩コリ解消ストレッチ

　肩首のストレッチについて説明していきます。

　まず、両手を頭にあてて、前のほうに倒していきましょう。
　首の後ろのほうが引っ張られるのがわかると思います。
　引っ張られる所は、なるべく力を抜くようにして、10秒くらいやってみましょう。
　呼吸は、止めないようにしましょう。

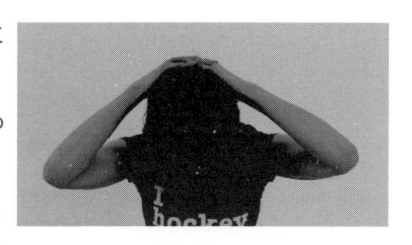

　横へのストレッチです。
　手で頭を引っ張っていきます。
　これも呼吸を止めずに、力を抜くようにしましょう。
　首のストレッチは、10秒くらいでやっていきましょう。

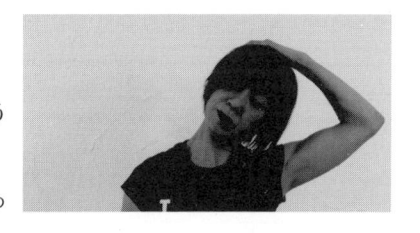

　斜め前方に引いてみましょう。
　これも、とっても気持ちいい感じがあると思います。
　10秒くらいやってみてください。
　では、反対側もやってみましょう。

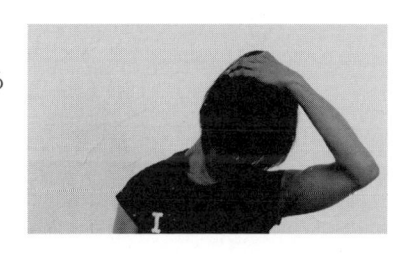

椅子に座っている場合、片方の手でイスをつかみます。そのまま体ごと反対側に倒していきます。そうすると、肩が引っ張られる感じがわかると思います。
　そこで、先ほどの首のストレッチと組み合わせてもよいでしょう。

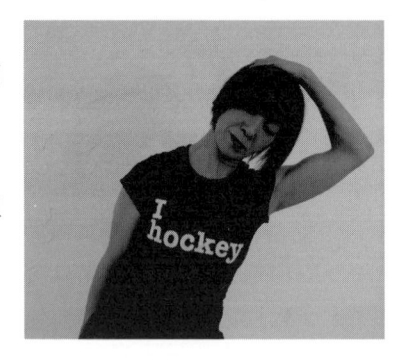

　ここでやったストレッチを、自分がコリが強いなーと思う所が伸ばされるようなストレッチを重点的にやるようにしてください。
　家庭用の低周波治療器を持っている人は、端子をコリの強い部分に当てて、その部分が伸ばされるようなストレッチをやるともっと効果的になります。
　ぜひ一度試してみて下さい。

　「一般社団法人健康の窓口協会」から身体の不調を自分で治すＤＶＤ「健康の窓口　腰痛・肩コリテクニック - 膝の痛みも不眠症や眼精疲労も自分でスッキリ！- 」が発売されています。ぜひ参考にしてください。

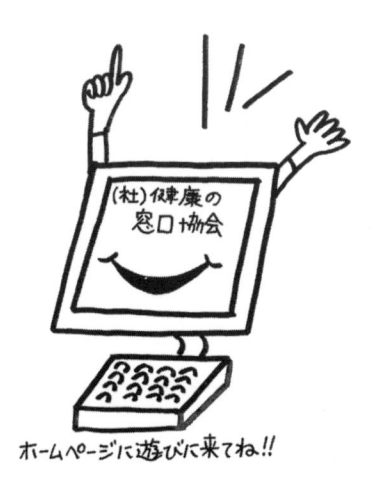

■症状別対策法

(6) 肩コリ解消運動法

　肩の筋肉をほぐすのに、指で筋肉を押さえて、しっかりひっかけるように押さえながら、圧を緩めることなく肩を廻していきます。

　自分が一番凝っているなと思う所を重点的に押さえて、肩のほうを廻していきましょう。

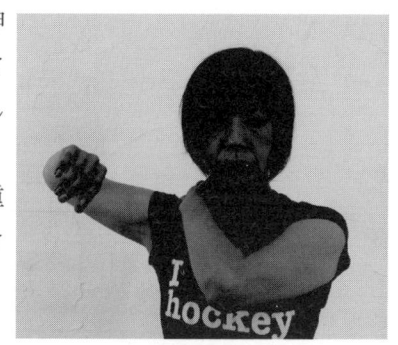

　首から後頭部にかけての筋肉をほぐすには、まず、指を首に当てて、圧をかけるようにします。

　圧がかかっている状態で、圧を緩めないようにしながら顎を突き出して、また引いて。

　10回くらいしたら、少し外側にずらしてやってみましょう。

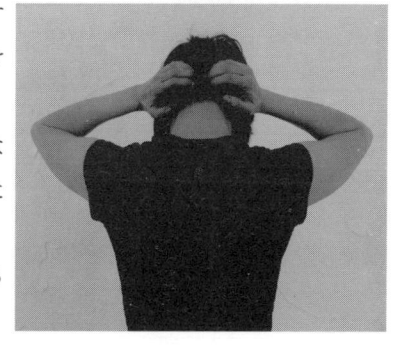

　後頭部にも指がかかるくらいにやってみてください。

　圧を緩めないというのが、コツになります。

■症状別対策法

(7) 肩の力の抜き方

両肩を耳に近づけるようなイメージでグーッと持ち上げる。
1秒くらいで、すぐにストンと力を抜いて肩を落とす。
そのときに、肩の筋肉の力の抜ける感覚を味わうようにしましょう。
3～4回繰り返しましょう。

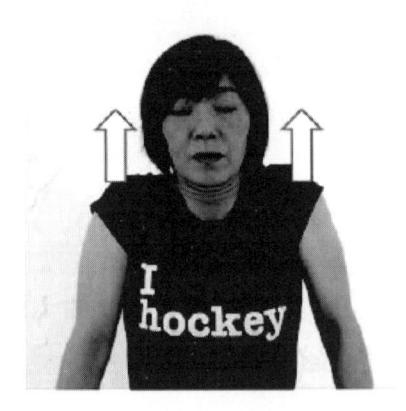

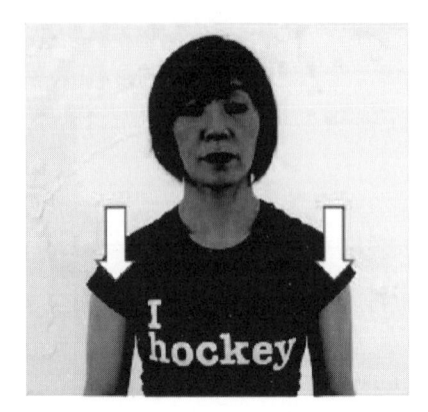

■症状別対策法

(8) 肩コリのツボ刺激

次の絵のツボを参考にして、灸や指圧などで刺激をしてみましょう

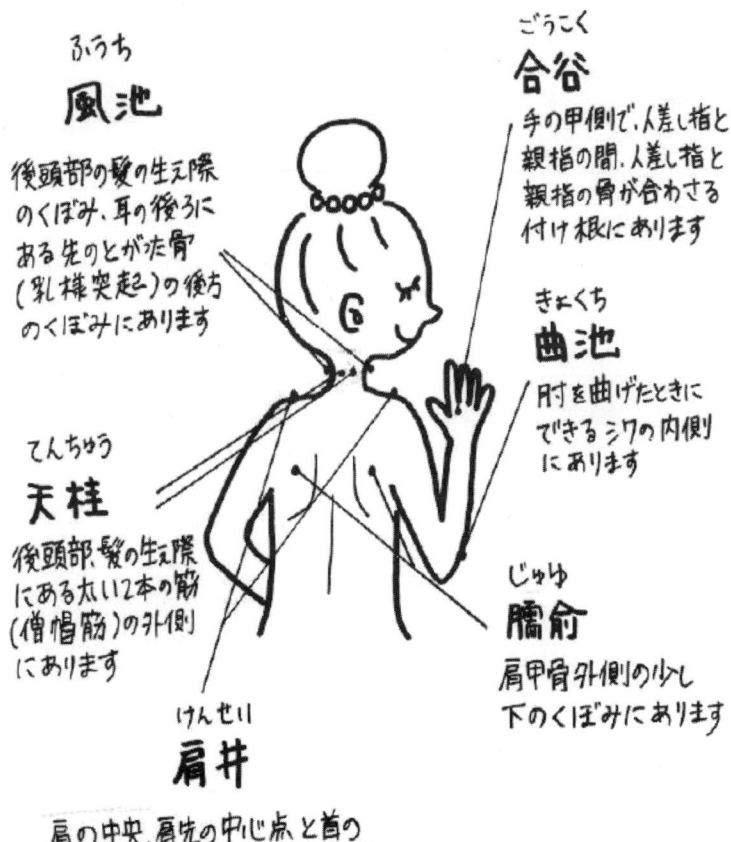

ふうち　風池
後頭部の髪の生え際のくぼみ、耳の後ろにある先のとがった骨（乳様突起）の後方のくぼみにあります

ごうこく　合谷
手の甲側で、人差し指と親指の間、人差し指と親指の骨が合わさる付け根にあります

きょくち　曲池
肘を曲げたときにできるシワの内側にあります

てんちゅう　天柱
後頭部、髪の生え際にある太い2本の筋（僧帽筋）の外側にあります

じゅゆ　臑俞
肩甲骨外側の少し下のくぼみにあります

けんせい　肩井
肩の中央、肩先の中心点と首の付け根の真ん中を結んだところ、乳頭をまっすぐ上に肩上部まで辿った所です

■症状別対策法

(9) 正しい姿勢のつくり方

　姿勢をよくする方法はいろいろありますが、ここでは簡単な方法を2つだけ紹介します。
　まず、一つ目は、胸を斜め前方に突き出すようにして胸を張り、逆に引っ込めるようにして胸をすぼめる。
　その運動を何回かやってみて、胸を張った状態から力を抜いて少し戻した状態を覚える。
　その状態が比較的力いい姿勢になっています。
　こういう胸を突き出すような姿勢をとったときに、普段の自分とあまり変化がないようでしたら、猫背にはなっていないと考えていいでしょう。
　これで、けっこう大きな変化を感じるようでしたら、猫背になっていたと考えたほうがいいでしょう。
　そして、胸を突き出す・すぼめるというのは、いい姿勢に必要な筋肉のトレーニングにもなります。
　ですから、余裕のあるときにはそういう筋トレもよいでしょう。やりすぎれば当然筋肉痛も来ますし疲れてしまいます

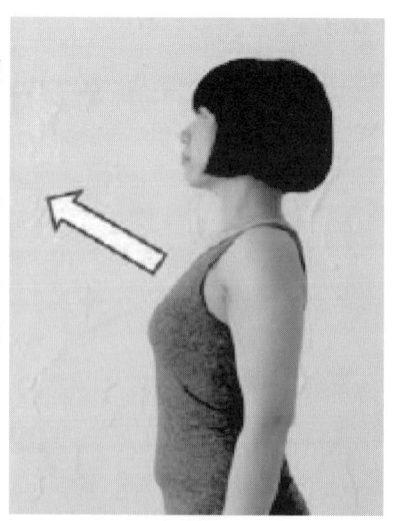

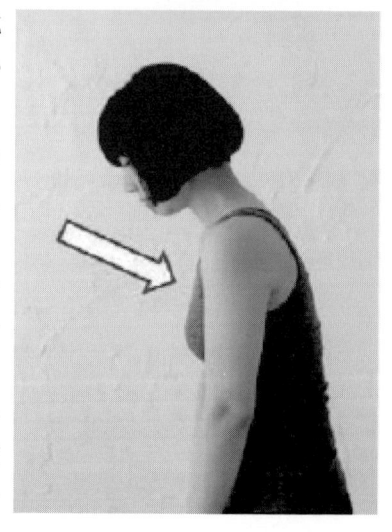

ので、その辺を考慮してトライしてみてください。

　二つ目は、頭のてっぺんが糸で吊るされていて、その糸が上に引っ張られるイメージをつくってください。

　そのときに、あごが出ないようにして肩の力を抜いて、あくまでイメージだけで。頭が上に引っ張られて背骨がまっすぐになるようなイメージです。

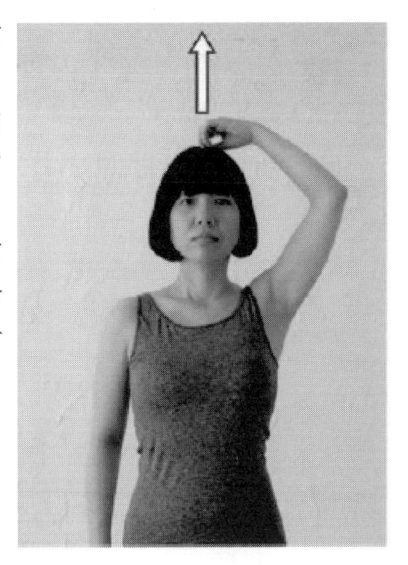

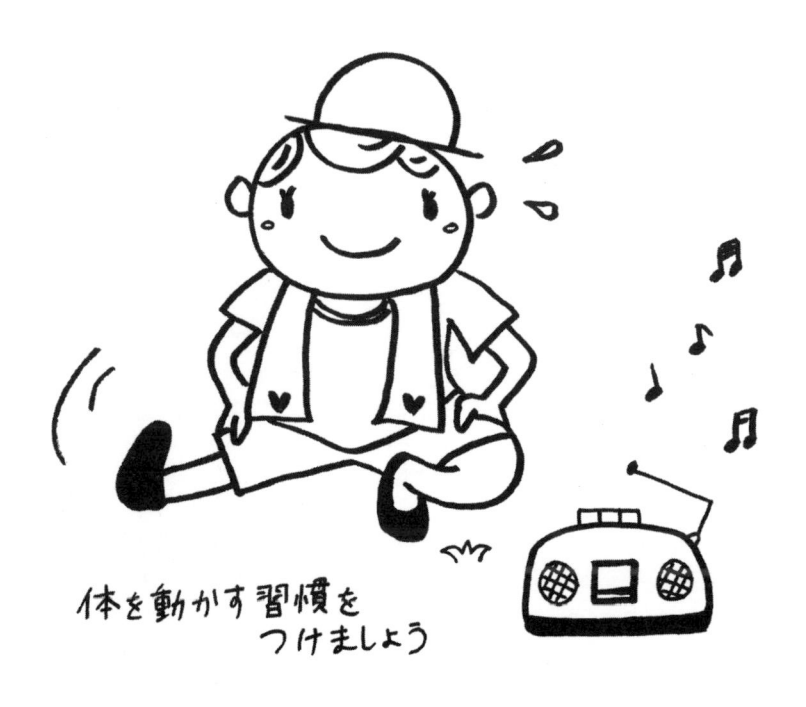

体を動かす習慣をつけましょう

■症状別対策法

(10) 眼精疲労のツボ刺激

　目の疲れを感じているときには、手の平を当てるのが効果的です。

　まず、手の平をこすり合わせるようにしてください。こすり合わせていると、手の平が暖かくなってきます。

　暖かくなってきたなと思ったら、手の平全体で目を覆うようにしてください。

　とっても気持ちがいいと思います。このまま手を1分くらい当てておきましょう。

　次に、目の周りのツボをマッサージします。

　まず、四白。ほうれい線の上端から、まっすぐ横で、まっすぐ前を見たときの瞳孔からまっすぐ下の位置になります。そこを軽くマッサージするようにしていきましょう。

　ツボを刺激するのは、各10秒くらいでよいでしょう。

　次に、内眼角を押さえていきます。ただ押さえているだけでもかまいませんし、少し動かしてマッサージ効果を加えてもよいでしょう。

　次に、目尻。

　10秒くらい刺激したら、次に眉毛の一番内側の所。

　最後に、こめかみのところを押さえていきます。

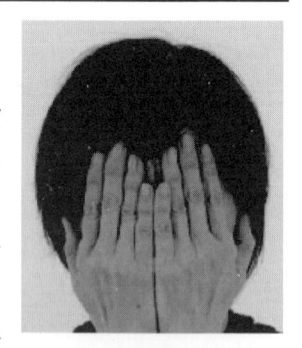

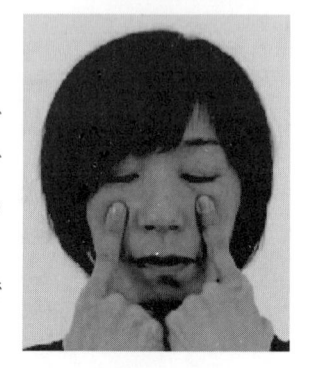

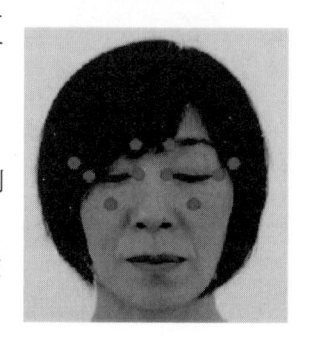

■症状別対策法

(11) 自律訓練法

　座って行う場合は、両手を太ももの上に置きます。仰向けで行う場合は、両手両足をだらんとして、両手を少し体から離すようにします。

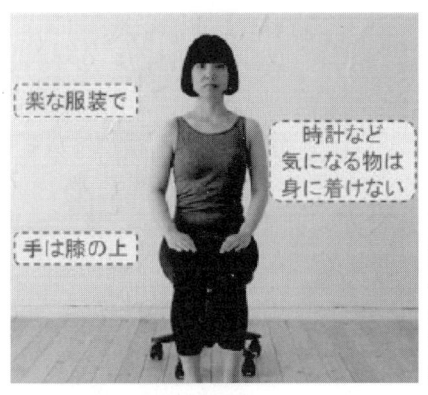

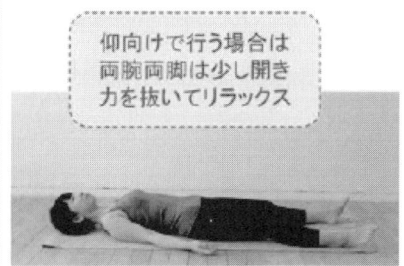

（楽な服装で）
（時計など気になる物は身に着けない）
（手は膝の上）
（仰向けで行う場合は両腕両脚は少し開き力を抜いてリラックス）

　楽な姿勢で力を抜いて、目を閉じてリラックスします。

　心の中で「気持ちが落ち着いている」と３回唱えます。

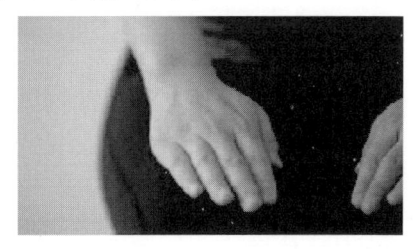

　次に、右利きの人は右手に、左利きの人は左手に意識を向けます。その手の感覚を感じるように意識してください。

　そして、「右手が重たい、重たい、重たい…」と心の中で10回くらい、ただひたすら唱えてください。回数にこだわる必要はありません。ただ、言うだけです。

　頑張って重たい感覚を感じようとしないことがコツです。感じても感じなくても気にしないことです。

　ただ、お経を唱えるように言葉を繰り返してください。そうすると、次第に重たさを感じるようになってきます。

利き手（右手）の次は、左手⇒右足⇒左足⇒両手⇒両足⇒両手両足という風に、感覚を全身に広げていきます。
　最初の数回はなかなか感覚を感じないと思いますが、回数を重ねるうちに簡単に感じるようになってきます。
　「重たい」が終わったら、「あたたかい」に変えて、同じ要領で行います。「右手があたたかい…」「左手があたたかい…」と続けていきましょう。
　あたたかくて落ち着ける場所にいるのをイメージするのもいいでしょう。気持ちいい感覚を味わってください。
　一通り終わったら、消去動作をします。力の抜けた状態から、シャキッとした状態に戻します。
　両手を3回グーパーします。
　次に、両肘をゆっくり曲げ伸ばし。
　そして大きく背伸びをします。
　これでシャキッとして、活動できる状態に戻ります。
　途中で寝てしまった場合や、そのまま寝てしまう場合には、消去動作はしなくても構いません。眠るための方法として活用しても構いません。眠らずに最後までできればリラックス法として、また、慣れてきたら通勤の途中でつり革につかまりながら、会議で発表の前に落ち着くためにやってもかまいません。自分なりのやり方で活用しましょう。
　途中であちこち痒くなってきたりすることもありますが、無理に我慢せずに一度掻いて落ち着いてからやり直して結構です。
　要は「こうしなければいけない！」というものではなくて、リラックスできればそれでよいのですから。気軽に考えて、気軽に活用してください。

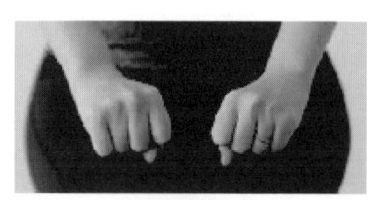

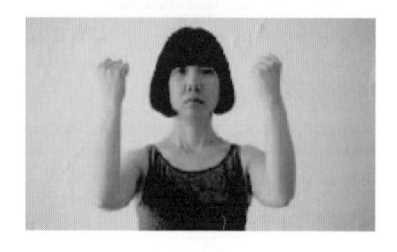

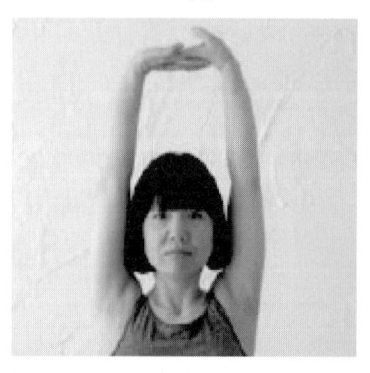

■症状別対策法

(12) 冷え性対策

　冷え性とは、簡単に言えば、体温調節がうまくいかないために手足や全身が冷えてしまうものです。
　一口に「冷え性」と言っても、さまざまな原因があります。
　当然、原因によって対策も違ってきます。
　比較的多いのが、自律神経のバランスが悪いために起こってくるものです。他にも、血行不良・低血圧・貧血・基礎代謝の低下等いろいろあります。
　自律神経はホルモンの影響を受けやすいので、特に女性には多いようです。
　対策としては、リズムのある生活とリラックスです。
　まずは、規則正しい生活が基本。
　そして、1日1回はゆっくりお風呂につかるなど、自分がリラックスできる時間を持つようにしましょう。
　腹式呼吸や自律訓練法もおすすめです。
　生理不順や甲状腺の問題がある方は、まずそれを治してしまいましょう。
　血行不良の場合だと、動脈硬化によるものと静脈のうっ血によるものがあります。
　動脈硬化タイプの人は、バランスの摂れた食事と定期的な運動に心がけ、タバコを吸っている場合はまずタバコをやめましょう。
　うっ血タイプの人は、下腹部を暖めるようにしましょう。ウォーキングのように足首を動かすような運動や腹式呼吸もおすすめです。
　基礎代謝量は、消費エネルギーの約70パーセントを占めているといわれています。
　基礎代謝量は筋肉量に大きく左右されます。筋肉量が多ければ、エネルギー消費量も多くなります。
　つまり、筋肉量の多い人は、冷え性になりにくく、太りにくいということ

です。

　ところが、40歳を過ぎると、成長ホルモンの低下やたんぱく質合成の低下で、基礎代謝量が減ってきます。

　また、食事制限によるダイエット等でも急激に減ってきます。

　適度にスポーツをするなどして、筋肉量を増やしましょう。

　なかなか難しいという人は、姿勢をよくするように心がけるだけでも、背筋のトレーニングになります。

　頑張ってみてください。

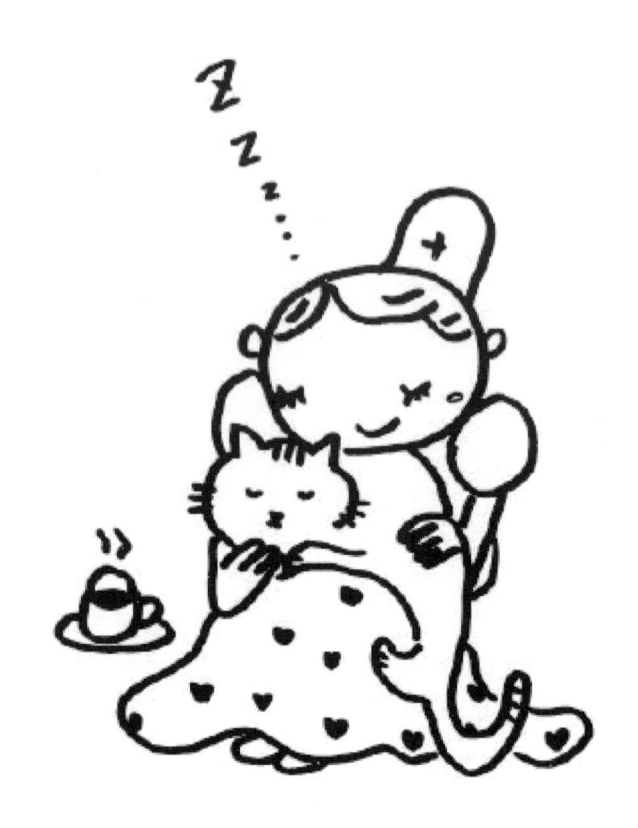

■症状別対策法

(13) 温める

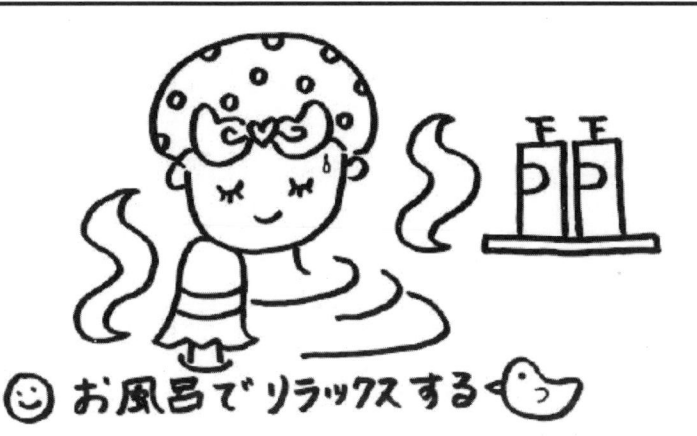

☺ お風呂でリラックスする

ぬるめのお風呂でゆっくり時間をかけてつかる。
入浴剤を入れたり、半身浴をするのもいいでしょう。

☺ 肩・首を温める

使いすてカイロや電子レンジで
温めるタイプも売っていますので
手軽に使いましょう。
気持ちいいのが基本!!
シャワーを当てるのも
オススメです。

(13) 温める　109

■症状別対策法

(14) 疲労回復

　疲労回復には、睡眠や休息が非常に大事な要素になります。それ以外にも、お風呂で血行をよくしたり、ストレッチや運動で積極的に疲労をとっていく方法も有効です。

　「一般社団法人健康の窓口協会」から、身体の不調を自分で治すＤＶＤ「健康の窓口　腰痛・肩コリテクニック - 膝の痛みも不眠症や眼精疲労も自分でスッキリ！」が発売されています。ぜひ参考にしてください。

　体力がないというのは、大きく分けて先天性と後天性があります。

　先天性というのは、生まれつきの体質のことです。後天性というのは、病気をしたり、疲れを長い期間溜めすぎたりして体調を崩してしまった場合です。

　先天性の場合は、ある程度、自分の身体の扱い方を覚えることが必要です。治すことを考えるのではなく、そういう体質の自分の身体とどう付き合っていけばいいかということです。

　後天性の場合は、健康的な生活をしていけば、やがて体力は回復してきます。

　まず、第一に考えなければならないのは、休むということです。

　睡眠不足になっていては、回復は望めません。睡眠対策は、十分に実行していることが前提です。

　その上で、疲れがたまっているようでしたら、「座って休む」というのを極力減らしてください。

　座るのではなく、横になって休むようにしましょう。体力が落ちているとき、疲労が溜まっているときには、座るという行為は休んでいることになりません。たとえ５分の休憩でも、横になって休むようにしましょう。

　横になって少し疲れが取れたら、動きましょう。動いて「少し疲れたな」

と感じたら、すぐにまた横になりましょう。

　こまめにその繰り返しをすることが大事です。一つの作業を長い時間やってはいけません。なるべくこまめに横になって休むようにしましょう。

　緊張がなかなか抜けないタイプの人は、夜寝るときに全身をさすってあげましょう。それだけで身体がリラックスし、リフレッシュしたような感じになります。

　自分の身体をいたわってあげるような気持ちでやってみてください。

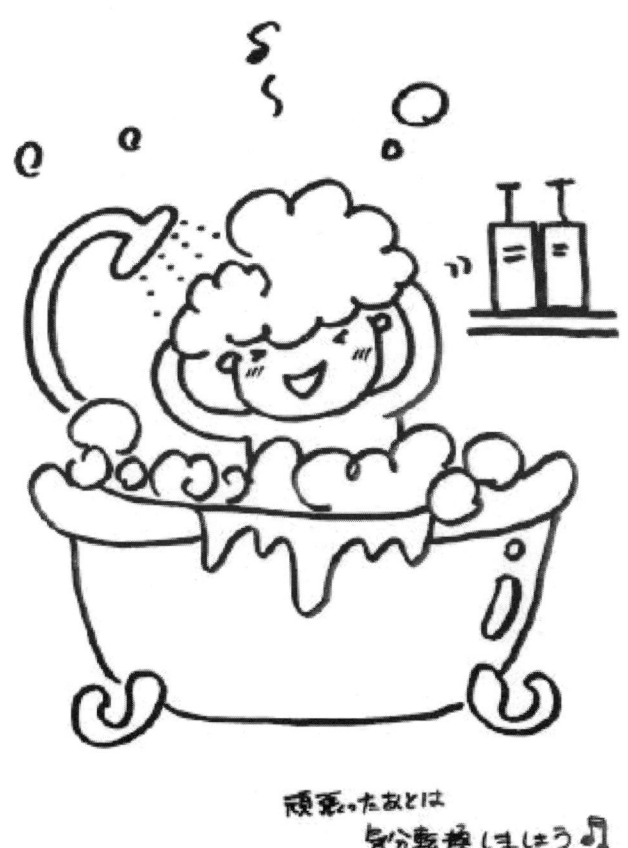

頑張ったあとは
気分転換しましょう♪

■症状別対策法

⒂ 体力づくり

　健康的な体力には、まず「疲れにくい体」という要素と「痛めにくい体」という要素があります。
　疲れにくい体をつくるためには、日常使う筋肉を鍛えて、少々使っても疲れないようにしてやることが重要です。
　日常では、重いものを持ち上げるような強い筋肉はあまり必要ありません。それよりも繰り返し使っても疲れないことが必要です。
　例えば、外を歩くときは、大股で早歩きにする。小股でゆっくり歩いていると、あまり筋肉を使っていません。それが大股で歩くことで、しっかりと筋肉を使うことになります。そして、早歩きで歩くと、汗もかきながら呼吸も少し荒くなってきます。この呼吸が少し荒くなるというのが大事なポイントです。そこまでやると、スポーツと一緒と考えてよいということなのです。
　呼吸が荒くなるということは、心肺機能も鍛えられるということなのです。
　姿勢も気をつけると、もっとよいですね。普通の日常動作もオーバーアクションでやったり、キビキビとやることで、消費エネルギーも増えますし、筋肉も鍛えられます。結果的に、仕事も早く済みますので一石二鳥です。
　そういうキビキビした動作が習慣になっていると、見た目にも若く見えます。チョット意識を変えることで若々しく見え、普段使いの体力がついてきますので、ぜひとも取り組んでみてください。
　また、痛めにくい体をつくるためには、普段使っていない筋肉を使ってやって活性化させてやることが必要です。そうすることで、とっさのときの動きなどに対応できる体になります。さらに、ストレッチなどをして、柔軟性を高めておくことも必要です。そうすれば、必然的に痛める頻度も少なくなってきます。
　まずは、できるところから試してみてください。

■症状別対策法

(16) 慢性頭痛

頭痛の3タイプ

　日本人の3～4人に1人が悩んでいるという頭痛。その頭痛は、大きく「検査が必要な頭痛」、「今すぐ危険な頭痛」、「すぐには危険の無い頭痛」の三つに分けられます。

① 検査が必要な頭痛
　救急車を呼ぶほど緊急性はないけれども、危ない病気が潜んでいる可能性があるので、一度検査を受けておいたほうがいい頭痛です。
・早朝に起こる頭痛
・1～2か月前に頭を強く打ったことがある
・めまいがある
・視力障害がある
・頭痛薬が効かない
　こんな症状があるときは、一度病院で検査を受けましょう。

② 今すぐ危険な頭痛
・今までに経験したことがないような激しい頭痛
・突然痛くなった
・手足のしびれまたは麻痺が出てきた
・口がもつれてきた
・意識が遠のいてきた
・発熱がある
　これらの症状は、1分1秒を争う場合があります。恥ずかしいと思わずに、すぐに救急車を呼びましょう。

③ すぐには危険のない頭痛

これが、いわゆる慢性頭痛と呼ばれるものです。

頭痛のうち９割は、生命に危険のない、こういった慢性頭痛だといわれています。

すぐには心配がないとはいっても、何か問題があるから症状が出ているわけですから、身体の訴えに耳を傾けて、きちっと問題を解決しておきましょう！

私の治療院にも、慢性の頭痛で来院される患者さんが時々いるのですが、そういう患者さんの多くが頭痛薬を常用しています。そういう患者さんと話をしていて不思議に感じるのが、「頭痛薬で治るうちは大丈夫だと思っていた」という言葉。

頭痛があるということ自体が大丈夫じゃないんです！！

頭痛薬というのは、痛み止めですから、悪いところを治しているのではなくて、悪くても痛みを感じないようにしているものです。痛みというのは、「悪いということに気付きなさい」というサインですから、いってみれば火災報知機のようなものです。火災報知機が鳴ったら、火災をそのまま放っておいて、火災報知機のスイッチを切るという人はいないですよね。

昔、ホテルジャパンは、そうやって火災報知機のスイッチを切っていました。その結果、火事で多くの人が亡くなりました。同じように鎮痛剤で痛みを繰り返し止めていると、だんだん悪い状態がひどくなっていきます。それは、決して身体にとってよいことではありません。

痛みというサインに気がついたら、きちっと悪いところを治すようにしてください。そのためには、まず慢性頭痛について正しく理解しておきましょう。

慢性頭痛の３タイプ

慢性頭痛は、次の３つのタイプに分けられます。

① 片頭痛

ズキンズキンと脈を打つように痛み出すことが多く、「閃輝暗点」といって、頭痛の前兆として視界の一部にギラギラとした光が現れる場合もあります。また、気持ちが悪いとか、空腹感という前兆が起こることもあります。吐き

気が伴う場合もあり、頭を振ると痛いのもこの頭痛の特徴です。

　片頭痛が起きるということは、「ストレスや寝不足がたまっていますよ」という身体の警告と考えてください。眼精疲労が原因の１つになっている場合もあります。女性の場合には、生理痛に伴って起きることもあります。

対策
- 寝不足がある場合には、寝不足のチャートを参考にしてください。
- ストレスが強い場合には、その原因に対応することが必要です。次のページの「考え方」も大事ですので参考にしてください。
- 生活リズムが崩れているようでしたら、生活リズムを作ることを意識してみましょう。
- 肩コリがあるようなら、肩コリのチャートを参考にしてください。

② 緊張型頭痛

　一番多い頭痛で、夕方になると痛くなってくることが多く、後頭部や頭全体に締め付けられるような痛みがおきます。

　これは、首や頭の筋肉のコリによって起こるので、お風呂やマッサージでよくなります。軽い運動をしたり、温めたりして血行をよくしたり、リラックスすることも効果的です。首のストレッチもいいでしょう。

　でも、一番大事なことは、普段からコリをためないことです。緊張型頭痛が起きるということは、「普段からコリがたまるような生活をしていますよ」という身体の警告と考えてください。

対策
- 緊張性頭痛の場合は、肩コリチャートへ進んでください。
- 眼精疲労の場合は、目の疲れの対処法へ。パソコン・スマホなど、目の疲れの原因となっている時間を減らすことも重要です。

③ 群発頭痛

　頻度は少ないが、出始めると１〜２か月間も毎日のように続く、片方の目の奥にえぐられるような激痛が数十分から３時間ほど続くという症状です。男性に多く、毎年同じ時期になると起きるという特徴があります。

　この頭痛は、簡単には治りません。気長に生活習慣を改善していく必要があります。

対策

　群発頭痛はなかなか自分では対処できないので、鍼治療や頭痛外来などで治療を受けたほうがよいでしょう。

考え方

　ストレスが強い場合に、よくストレスの発散をしてストレスをためないようにするということが聞かれます。それでストレスが解消されるのでしたら、それでもよいのですが、多くの場合は解消されないというのが事実です。

　一番よい方法は、ストレスの原因となっている問題をしっかりと解決することです。それが一番のストレス解消法です。

　そんなことはわかっていても、簡単に解決できないから今の状況になっているというケースも多いでしょう。しかし、しっかりと考えると、解決できないと思っていた問題の中にも、解決できる部分とできない部分があることがわかります。どうにもならないということもたまにはありますが…。

　解決できる部分は、冷静に対処して解決するように努力しましょう。どうやっても解決できない問題は、考えるだけ無駄ですから、仕方のないものとして受け入れるしかありません。

　そういった考え方は、なかなか頭の中だけでは整理ができません。そういう場合、紙に書き出すというのが非常に有効となります。まずは、書き出すということをしてみましょう。書き出すことで頭の中が整理されることがわかると思います。

　書き出すということに慣れてきたら、もっと効率よく整理するための方法がいくつもあります。本屋に行くとそういった本が随分並んでいます。その中で筆者がおすすめなのが、「マインドマップ」という方法です。

　これもやってみるとわかるのですが、自分に合う方法・合わない方法があります。また、目的によっても違ってきます。実際に試しながら、「マインドマップ」の正式な描き方にとらわれずに、自分の使いやすい方法で適当に使うことが、長く使っていくコツです。自分流のやり方を見つけてみてください。そうやって「自分の扱い方」を見つけていくことが、大事なのです。

■症状別対策法

(17) 慢性便秘

便秘の3タイプ

　一般的な便秘には、大きく分けて弛緩性便秘・直腸性便秘・痙攣性便秘の3種類があります。

　下痢と便秘を交互に繰り返す症状があれば、まず痙攣性と思っていいでしょう。

　また、ストレスを受けるときと便秘になるときが関連性があるようでしたら、これも痙攣性の可能性大です。

　朝の通勤電車で便意を感じ我慢するということが続いたり、便意はあったがトイレに行けない状況で我慢することが多かった—そういうことが続いた後から便意が起きなくなってきたのであれば、直腸性の可能性が高いでしょう。つまり、便意を我慢することによって起きてきたのであれば、直腸性と考えてください。

　また、便秘によって頭痛が起きたり、痔になったりというのも、比較的直腸性の場合が多いようです。

　それ以外で、高齢者や体力のない女性に多く見られるのが弛緩性です。

　さて、自分のタイプはわかりましたか？

　では、それぞれの説明をしていきましょう。

① 弛緩性便秘

　慢性便秘の中で最も多いのがこのタイプで、大腸の運動が活発に行われないために起こる便秘です。

　弛緩性便秘の原因としては、筋力の低下(特に腹筋)や体力の低下、運動不足や食物繊維の不足などが考えられます。下剤を使いすぎてもなります。

対策

　弛緩性便秘を解消するには、何よりも運動をすることと、食物繊維をしっかり摂ることです。

　特に、お腹をねじるような運動をどんどんやっておきましょう。お腹を時計回りにさすってあげるのもいいでしょう。

　下剤を使って無理に排便するというのは、あまりおすすめできません。

② **直腸性便秘**

　便意を感じたときに我慢するなどし、それが習慣化し、直腸の神経が鈍くなるもので、習慣性便秘とも呼ばれています。

　直腸性便秘の原因は、便意を我慢するなどの生活習慣です。朝食を抜くなどの不規則な食生活も原因になります。

対策
・朝食をしっかりとり、朝食後ゆっくりとした時間をつくる。
・食後のお通じを習慣づける。

　便意を感じたときには、我慢せず、排便習慣を身につけることが何よりも大切になります。

　また、すでに直腸性便秘の人が浣腸や下剤などで排便を促そうとすると、直腸に強い刺激を与えてしまい、さらに直腸が鈍感になり、便秘をより一層助長することもありますので注意が必要です

③ **痙攣性便秘**

　精神的ストレスなどによって自律神経が乱れ、大腸の筋肉が緊張し、痙攣を起こすことによって起こる便秘です。

　したがって、原因は、まずストレスです。そして、不規則な生活や自律神経の乱れも原因になります。

　辛いものなど刺激性のものをとりすぎてもなることがあります。

対策
・不規則な生活（睡眠不足）を見直す。
・ストレスを溜めない（リラックスするように心がける）

・腸内環境を整える

　痙攣性便秘の場合、すでに精神的・心理的ストレスなどで腸が刺激されていますので、便秘によいからと食物繊維を摂取することは逆効果になり、より一層便秘を助長してしまうこともありますので注意が必要です。

　①、②、③どのタイプの便秘に対しても、次の３つは共通の対策になります。
・下剤に頼りすぎない
・時計回りにお腹をマッサージする
・腰からお腹を気持ちよく温める

※お腹のマッサージのやり方
　まず、仰向けに寝た状態で膝を立て、その膝を左右に倒しておなかを捻ります。
　左右に３回ずつ倒したら、おなかを時計回りに円を描くように、親指以外の４本の指を使って、両手を重ねてさすります。
　しばらくすると、ごろごろとおなかが鳴ってきます。ごろごろ鳴ってもしばらく続けましょう。
　まだ余裕のある方は、その後お腹を１か所ずつ押して行きましょう。おへそを中心に時計回りに渦巻き状にだんだんと広げていって、おなかをまんべんなく押してください。
　そうすると、一部だけ痛かったり硬いところがあるかもしれません。その場合は、そこを多めに押すようにしましょう。何度も押していると、少しずつ痛みが薄れ、固さが和らいできます。

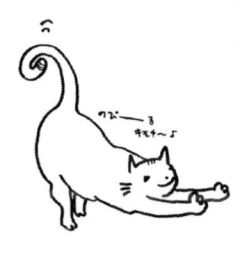

■症状別対策法

(18) むくみ解消法

　むくみとは、血液の環流が悪いために重力の関係で下のほう（足）に水分が溜まってしまう状態のことです。

　腎臓、心臓など内科的な要因も考えられますが、実際には足のむくみの原因として圧倒的に多いのは疲れです。筋肉が疲労することによる血行不良です。

　腎臓や心臓など病的なものは、その治療が最優先です。

　そういった病的なものがなければ、疲労の改善と血行の改善がむくみ解消の近道です。

　そこで、血行改善の簡単な方法を三つ紹介します。

① 足を高くして寝る
② 足首の曲げ伸ばしをする
③ 腹式呼吸をする

　①は血液循環が悪いために重力で足がむくむわけですから、足を高い位置にしておけば低いほうに流れるということです。

　でも、これは、あくまでむくみをとっているだけで、血流をよくしているわけではありません。

　それに対して②「足首を動かす」③「腹式呼吸をする」というのは、ポンプ作用を促し血行をよくするということですから、こちらのほうを積極的におすすめします。

　足首を動かすときには、大きく動かし、ふくらはぎの筋肉が動くことを意識してください。

　ふくらはぎの筋肉をつまんだままで足首を動かすようにすると、さらに効果的です。

　腹式呼吸するときには、息を吸うときに身体を反らせ、息を吐くときに身

体を捻るようにするといっそう効果的です。
　ふくらはぎの疲労回復や血行改善には、ストレッチやマッサージもいいでしょう。

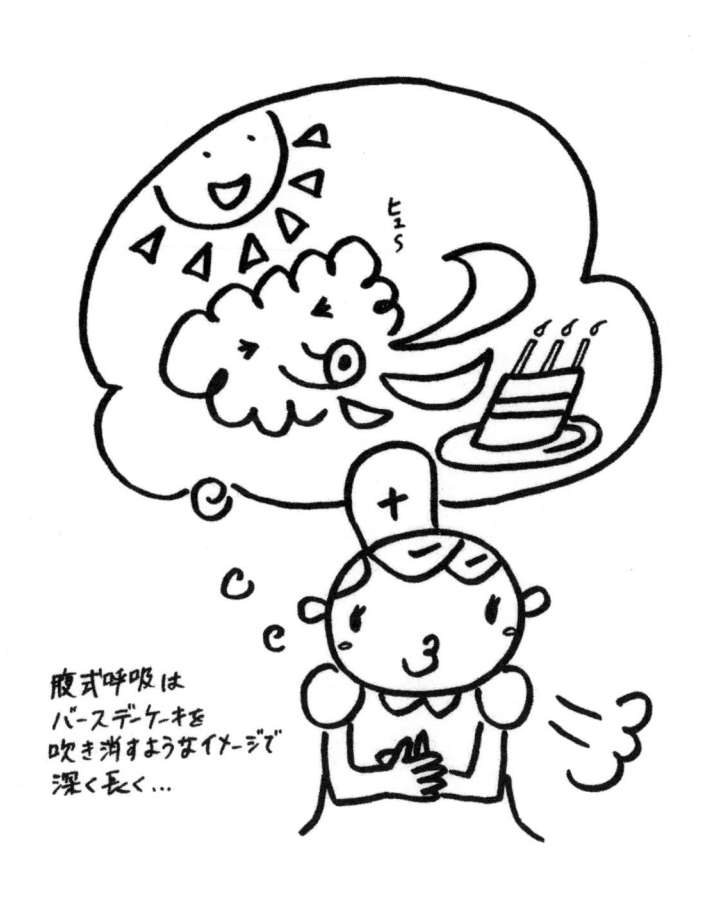

最後までやり遂げたあなたへ

　さて、ここを読んでいるあなたは、最後までやってみたということですよね。
　途中、くじけましたか？　失敗もありましたか？　それとも順調に最後までやり通しましたか？
　仮に予定どおりには進まなくても、最後までやり遂げましたよね。
　気持ちの変化、身体の変化を感じていますか？
　最後までやり遂げたあなたなら、この先また習慣が崩れたとしても立派に乗り越える力を持って進んで行けると信じています。
　さあ、あなたの周りを見渡してください。
　以前のあなたと同じように、辛い状況で困っている人はいませんか。
　ぜひ、同じように苦しんでいる仲間へ、本書を贈ってあげてください。
　苦しんでいるときは、何も信じられなくなっているかもしれません。でも、あなたは知っているはずです。辛い状況を乗り越えられることを。そして人生を変えられることを。
　あなたの変化を見て、「よし、自分もやってみよう！」と、希望を見出す人が出てくるかもしれません。
　それは、あなたにしかできないことです。あなたの姿が、そして何よりあなたの情熱が、その人を動かすことになるでしょう。
　今まで苦しんできたことは、決して無駄ではありません。
　同じように苦しんでいる仲間に希望を与えるためには、あなたも苦しんで、そこから立ち上がる姿を見せることが必要であったのかもしれません。
　あなたが「希望」を灯したように、この本を手にしたすべての人の人生が開かれますように。
　この３か月プログラムの「卒業式」を笑顔で迎えられますように。

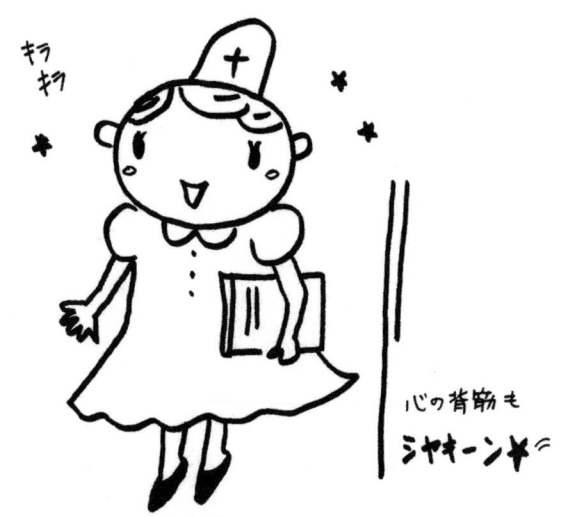

《参考文献》
人生を変える「心のブレーキ」の外し方　石井裕之著　フォレスト出版
７日間で人生を変えよう　ポール・マッケンナ著　宝島社
習慣の力　チャールズ・デュヒッグ著　講談社
活力核酸健康法　峰島英壽著　文芸社

おわりに

　半世紀以上生きてきた私の人生を振り返ってみると、すべての出来事が1つのストーリーとして繋がっているように感じます。
　私は、何をするためにこの世に生を受けたのか。それを達成するためには、どんな出会いと成長が必要だったのか。
　すべての出来事は、その目的のために用意されたように感じます。そして、今、本書を書いたこともそうです。

　どこに行っても、何をやっても治らない人たちに、生活習慣をちょっと変えるだけでこんなに良くなってしまう。とっても簡単な対処法を行うだけで、その場で症状が取れてしまう。こんな簡単で、効果的な方法を誰にも知らせないまま治療という仕事をしていて、納得のいく仕事をしていると胸を張って言えるのだろうか。
　自分で簡単にできることは、自分でやってもらえばいい。そうすれば、よりよい人生を歩ける。それでもなかなか治らないものは、われわれプロを頼ってもらう。そのときは、プロの技でお応えする。そういう関係がつくれたときに、私は「納得できる仕事」と感じられるのだろうと思います。
　そんなことを考えながらも、実際にはなかなか本を書くことはできませんでした。それが、ＦＭ白石のりえぽんこと千代理絵子さんといろいろ話しをすることで現実味を帯びてきました。
　おかげさまで、こんなに素晴らしい形になりました。
　森田弘行先生には、プロの目から校正をしていただきました。おかげで、素人っぽい文章だったのが整った表現になりました。
　寺岡江美さんには、とてもかわいらしいイラストを書いていただき、本書の雰囲気を柔らかくしていただきました。
　佐藤里紗さんには、文章表現など、とても的確なアドバイスをいただき、納得のいく修正ができました。
　心よく3か月間お付き合いいただいたモニターの皆さまには、多くの感想と勇気をいただきました。

同じ志を持ち、本書の利用価値を高めるためにディスカッションしていただいた一般社団法人健康の窓口協会の八谷直美さん、しらとこずえさんには、大きな夢をいただきました。
　そして、何よりも、本書を手にし、実践してくれた読者であるあなたに感謝をしたいと思います。
　ありがとうございます。
　あなたが読んでくれたからこそ、実践してくれたからこそ、本書に価値が生まれます。この本に命を吹き込んでくれたあなたに、最大限の感謝をしたいと思います。
　ありがとう！
　本当にありがとう！

　あなたの健康で有意義なこれからの人生を祈って

2016年2月
上ヶ島　敦

ＣＤをご使用になる前にお読みください

●取扱い上のご注意

　ディスクは指紋、汚れ、傷などをつけないようにとりあつかってください。ディスクが汚れたときには、メガネ拭きのような柔らかい布で内側から外側に向かって放射線状に軽く拭き取ってください。洗剤などは使用しないでください。
　ディスクには文字や絵を書いたり、シールなどを貼付しないでください。
　ひび割れや変形、または接着剤で補修されたディスクは危険ですから、絶対に使用しないでください。
　また、静電気防止剤やスプレーなどの使用は、ひび割れの原因となることがあります。
　再生上の詳しい取扱いは、ご使用になるプレーヤーの取扱説明書をご覧ください。

●保管上のご注意

　使用後は必ずプレーヤーから取り出し、専用ケースなどに収めて保管してください。
　直射日光の当たる場所や、高温、多湿の場所には保管しないでください。

本書には、第4週目（1か月目）分までしかＣＤが付属しておりません。第5週目以降（2か月目・3か月目）の音声ＣＤをご希望の方には無料で送付いたします。「一般社団法人健康の窓口協会」のホームページからお申し込みください。

　また、「一般社団法人健康の窓口協会」のホームページ では、音声ＣＤの内容をダウンロードすることもできます。

著者略歴

上ヶ島 敦（かみがしま あつし）

昭和34年北海道に生まれる。
昭和52年札幌東高等学校卒業。
昭和56年日本大学文理学部応用物理学科卒業。
同大学在学中に自らの体験により東洋医学を志す。
大学を卒業すると同時に、カイロプラクティックの学校と柔道整復師の学校に同時に入学。
昭和58年柔道整復師の免許取得。
昭和61年あんま・マッサージ・指圧師の免許取得。
昭和62年はり師・きゅう師の免許取得。
医療を思うように受けられないような地方の人たちや、難病、慢性病の人たちが、自分たちで治療できるように、家庭でできる東洋医学の普及を目指して活動中。

慢性病は自分で治す、回復する！
－だるさ・凝り・むくみ・痛みを克服する3か月プログラム－

2016年3月11日 初版発行

著　者	上ヶ島　敦　　©Atsushi Kamigashima
発行人	森　　忠順
発行所	株式会社 セルバ出版
	〒113-0034
	東京都文京区湯島1丁目12番6号 高関ビル5Ｂ
	☎ 03（5812）1178　　FAX 03（5812）1188
	http://www.seluba.co.jp/
発　売	株式会社 創英社／三省堂書店
	〒101-0051
	東京都千代田区神田神保町1丁目1番地
	☎ 03（3291）2295　　FAX 03（3292）7687

印刷・製本　モリモト印刷株式会社

●乱丁・落丁の場合はお取り替えいたします。著作権法により無断転載、複製は禁止されています。
●本書の内容に関する質問はFAXでお願いします。

Printed in JAPAN
ISBN978-4-86367-253-6